易学、易记、易考、易用

中医外科学四易口诀

主编　周宿志
主审　周礼伯

中国医药科技出版社

内容提要

《中医外科学四易口诀》配合高等医药院校中医教材，以第九版高等教材的内容和顺序定稿，按考试和临床的要求，按《中医外科学教学大纲》的要求，将相关知识的难点、重点、疑点等揉融综合，将各病证的病因、病位、症状、证候分型、方药诸内容，采用口诀与注释相结合的形式编写而成此诀。

本书口诀紧扣教材，便于读者记忆、理解，对考试和临床实践均有帮助，易学、易记、易考、易用，故名《中医外科学四易口诀》。

本书适用于中医药院校学生、临床中医师、跟师学徒者、中西医结合医师阅读参考。

图书在版编目（CIP）数据

中医外科学四易口诀／周宿志主编. —北京：中国医药科技出版社，2018.1
ISBN 978 - 7 - 5067 - 9738 - 2

Ⅰ.①中… Ⅱ.①周… Ⅲ.①中医外科学—中医学院—教材 Ⅳ.①R26

中国版本图书馆 CIP 数据核字（2017）第 284044 号

美术编辑　陈君杞
版式设计　张　璐

出版　中国医药科技出版社
地址　北京市海淀区文慧园北路甲 22 号
邮编　100082
电话　发行：010 - 62227427　邮购：010 - 62236938
网址　www. cmstp. com
规格　787 × 1092mm ¹⁄₁₆
印张　7½
字数　193 千字
版次　2018 年 1 月第 1 版
印次　2018 年 1 月第 1 次印刷
印刷　北京市密东印刷有限公司
经销　全国各地新华书店
书号　ISBN 978 - 7 - 5067 - 9738 - 2
定价　**29. 00 元**

序

中医药学的教育对于培养人才，发展祖国医药学，作出了不可磨灭的贡献。

原始的中国医学教育主要是师徒相承。早期医学教育机构的创立，发端于南北朝时期。《唐六典》记有宋元嘉二十年，太医令秦承祖奏置医学，以广传授。秦承祖是创立医学教育机构的始祖。隋唐时期皆设置太医署，开展其正规的医学教育。且唐代太医署已具备较完善的教育体制，教学人员及学生都有明确的编制。各府、州亦仿照太医署建立地方性医校。宋金元时期开办了医学教育，还建立了考试、奖惩、破格录用等制度。

清代医学教育于1749年《医宗金鉴》刊行后，即用《医宗金鉴》作为教科书，一直沿续到清末。《医宗金鉴》为清政府编纂的医学丛书，其中《四诊心法要诀》《杂病心法要诀》《妇科心法要诀》《幼科杂病心法要诀》《外科心法要诀》《正骨心法要诀》《眼科心法要诀》等，都是采用歌诀体裁编著，使学者熟书明理，易于理解，便于诵记。

随着近代高等中医药院校的建立，为适应中医药教育和临床的需要，先后由国家组织全国著名中医药学专家编写出版了系统的中医药类高等教材。本书包含的内容紧贴教材，顺诀释义便能理解、熟悉教材；若能进一步诵记口诀，便能促其熟练掌握教材内容。因本口诀易学、易记、易考、易用，按此诀背记、对照教材理解，可助学员熟练中医的理、熟练中医的证，使自己成为优秀中医人才而打好牢固而准确的基础。

熟记、熟练中医学知识，用中医理论作指导下的治疗方法是有效的，甚至是高效的，这足以证明中医是自成一体的科学体系。中医的体系庞大而复杂，要学好中医、成为优秀中医师实在很难。为解决学习中医学各科内容广博，难于记忆和熟练掌握的问题，周礼伯医师团队作了近二十年艰辛的尝试，编著"易学易记易考易用的中医四易歌诀"，推广"口诀法"学习中医学。此诀把中医复杂而深奥的理论用现代语言浅显易懂、提纲挈领地表述了出来，让中医古老的语言使现代人易于学习理解、掌握运用，势将获得良好效果。这对于继承、弘扬中医学，促进祖国医学的广泛传播与发展，培养国内外中医优秀人才，无疑会起到十分积极的作用。为此，我甚感欣慰，乐于为之作序。

成都中医药大学　李大琦

前 言

本书配合教材编写，具有新创、齐博、精辟、灵捷、避混、押韵的特点，易学，易记，易考，易用，故名《中医外科学四易口诀》。如与教材和执业医师资格考试类书籍同步学习，有助于熟练掌握教材，有助于顺利通过考试；此诀不讲求文学修饰，只求贴切实用，诵记后对教材内容了如指掌，且能使记忆中的内容不易混淆；具有"新、齐、精、韵、灵"的特点。

"新"是创新、新颖，不拘于前人，皆属创新编写，清楚易记，不易混淆，尤宜考试与临床。

"齐"是齐而博，对凡属临床必需之内容，都进行了新编，齐博而忠实，与前人编的口诀不一样，忠实于教材的核心内容而临床好用。最大限度地减少了易引起混淆及歧义之处，以纯洁记忆，提高记忆质量。

"精"是精辟、简洁，不含与临床意义疏远的东西，能助学习者铭记关键内容，以利区别运用或考试。

"韵"是押韵，采用人们习惯七言字诀，力求押韵，好读易记。

"灵"是灵活，记得准而用得准，只有在用得准为前提之下的灵活，才能为学习者在未来的临床上提供极佳的知识储备。

概言之，本诀有三大优势：一是口诀内容紧贴了高等教材的内容，顺诀释义，即可掌握高等教材书中的内容；二是纯洁了记忆，通过学习本书可对教材内容了如指掌；三是方便学习，适用于考试与临床。

希望本书能对读者学习中医学和临床工作有所帮助。

为中医院校学生毕业考试、执业医师考试、主治医师考试、研究生入学考试、传统医学师承出师考试和传统医学医术确有专长考试等各种医学考试提供强有力的支撑！

不当之处，敬望学者和同仁指教。在此谨对审核此书的成都中医药大学李大琦教授和周礼伯医师深表谢意！

编者 周宿志

目　　录

第一章　中医外科学发展概况

　　原始外科植物包，砭石石针排脓疗。
　　殷商已有外科名，周代外科"疡医"叫，
　　金创瘈疭第一书，五十二病方存早。
　　内经 30 外科病，灵枢十七痈疽疗，
　　大疗生气通天论，伤寒杂病详论了。
　　肠痈寒疝蛔厥痛，华佗麻醉手术早，
　　葛洪海藻治瘿瘤，狂犬脑治狂犬咬。
　　龚庆宣著"鬼遗方"，"波动感"辨脓治疗。
　　首创水银治皮肤，6 个世纪他国早。
　　《千金》整复下颌关，尿潴留用葱管导。
　　千二百年早法国，夜盲动物肝治疗。
　　外台秘要六千方，太平惠方扶托消。
　　五善七恶学说创，痔疮首用砒礵疗。
　　宋庆五脏存真图，我国解剖书最早。
　　金元外科四大家，外科精义脉象疗，
　　创伤世医得效方，悬吊复位早西方。
　　明清《外科正宗》书，论治最精辨证详。
　　外科正宗全生集，阴虚阳实阴疽康，
　　疡科心得内证联，疔疮走黄两宝方。

注

　　原始社会的人们受了创伤后，用植物包扎伤口，拔去异物，压迫止血等，这就是最早的外科治疗方法。之后，发展到利用砭石，石针刺开排脓，治疗脓肿。殷商时的甲骨文就有了外科病名的记载。周代《周礼·天官》中说的"疡医"就是最早的外科医生。

　　西汉《金创瘈疭方》是我国第一部外科学专著，可惜已散失。《五十二病方》是我国现存最早的医书，书中有许多外科病的记载。《内经》问世标志着中医药学的系统理论的建立，书中的外科病近 30 种。《灵枢》记载了 17 种痈疽。

　　《素问·生气通天论》阐述了痈疽的病因病机，如"高粱之变，足生大丁（疔）"等。汉代张仲景《伤寒杂病论》对肠痈、寒疝、蛔厥等作了比较详细的论述，并创立了各病的药方。汉末华佗是我国最著名的外科医生，首个用麻沸散做麻醉手术的外科鼻祖。

　　两晋、南北朝时期，葛洪《肘后备急方》最早用含碘食物海藻治瘿瘤（甲状腺疾病），用狂犬脑治狂犬咬伤，开创了免疫法治狂犬病的先河。

　　南宋龚庆宣著《刘涓子鬼遗方》主诉痈疽的鉴别诊断和治疗，载内治外治方 140 个，此书最早记载了用局部有无"波动感"辨脓，如已成脓则切口应选在下方，并开创用水银膏治疗皮肤病，比其他国家早了 6 个世纪。

　　唐孙思邈著《千金要方》用手法整复下颌关节脱位，与西医学的手法复位相似。尿潴留用葱管导尿治疗比 1860 年法国发明用橡皮管导尿早了 1200 多年；书中用动物肝治夜盲。

　　唐王焘《外台秘要》载方 6000 首,其中有很多外科方剂。宋王怀隐的《太平圣惠方》首创痈疽"五善七恶"学说,提出扶托消(扶正祛邪,托里内消)等内治法法则,首用砒礌剂治痔疮,后经改进形成了外科疗痔的通治方法。

　　宋庆历年间绘制的《欧希范五脏图》及之后的《存真图》,是我国最早的解剖学著作。金元时期外科四大家:齐德之的《外科精义》首次把 26 脉和外科临床结合起来诊治。

　　危亦林《世医得效方》对骨折用悬吊复位法,比西方早 600 年。明清陈实功《外科正宗》对外科"论治最精,列证最详"。王维德《外科论治全生集》主张外科为"阴虚阳实","阴虚气血寒而凝",对阴疽用阳和汤。清高秉钧《疡科心得集》提出"外疡实从内出论",临症用犀角地黄汤和紫雪丹、至宝丹两宝方。清《医宗金鉴·外科心法要诀》说得全面易懂。

第二章　中医外科学范围、疾病命名及基本术语

中医外科部位名,对口背疽乳子颈。
形态蛇头鹅掌岩,穴位脏腑病因名,
颜色范围疾病特,病程长短传染名。

注

中医外科疾病命名有以部位命名者,如对口疽、背疽、乳痈、子痈、颈痈。以形态命名者,如蛇头疔、鹅掌风、岩等。以穴位命名、脏腑命名、病因命名、颜色命名、范围命名、疾病特征命名、病程长短命名者。以疾病的传染性命名者,如疫疔、时毒等。

第三章 中医外科疾病的病因病机

第一节 致病因素

一、外感六淫

1. 风

> 风淫游走善行变,速发速退是特点。
> 发热恶风头痛咳,出汗流涕脉浮缓,
> 瘙痒麻木身强直,抽搐痉挛角弓反。
> 寒热火湿痰水毒,形成不同病性兼。
> 外科上焦头颈毒,痈毒红肿痛走串。

注

风淫证候指风邪侵入人体肌表、经络、卫阳之后,则卫外功能失常,表现为符合"风"性特征的证候。风旺于春,风与肝相应。

风邪袭卫表则发热恶风出汗,头痛,咳嗽喉痒,鼻塞流涕,脉浮缓(风邪犯肺、风邪袭表证)。风邪袭皮肤则瘙痒难忍(风客肌肤证)。风袭肌腠则麻木(风胜行痹证)。风袭经络则强直,痉挛,抽搐,角弓反张,"诸风掉眩,皆属于肝";"诸暴强直皆属于风"(风中经络证)。故风邪分为伤风和风袭经络两种。风邪可与寒、热、火、湿、痰、水、毒等邪相兼,成为不同病性的病,其不同名称为:风寒证、风热证、风火证、风温证、风湿证、风痰证、风水证、风毒证。

外科常见上焦、头面、颈部痈毒,红肿疼痛,走注甚速、走串无定处,常伴恶风头痛等。

2. 寒

> 寒淫阳气被遏成,恶寒无汗局部冷,
> 尿清泻呕流清涕,喜热不渴脉搏紧。
> 寒证疮痈不红肿,青紫恶寒肢不温,
> 冻疮脱疽或流痰,化脓迟缓属阴证。

注

寒旺于冬,寒与肾相应。寒淫证候因阳气被遏,表现为恶寒无汗,局部冷痛,尿清长,肠鸣泄泻,呕吐,鼻流清涕,喜热不渴,脉搏弦紧或沉迟有力。

寒证疮痈不红不肿,颜色青紫而黯,恶寒,肢不温,常见冻疮、脱疽或流痰,化脓迟缓属阴证。

3. 暑

> 暑淫耗气又伤津,热汗疲乏口渴甚,
> 气急抽搐舌绛燥,暑热动风倒地昏。
> 暑湿疮痈红肿痛,热盛肉腐渴软闷。

注

暑旺于夏,暑与心相应。暑淫耗气伤津,发热汗出或汗出不止,疲乏,口渴甚,气急,抽搐,舌质红绛,舌苔干燥。暑热动风,昏厥仆倒。

外科疾病如因暑湿所患则疮痈红肿疼痛,嫩红灼热、热盛肉腐,伴有口渴、软乏、胸闷等。

4. 湿

> 湿淫头昏沉如裹,嗜睡困重肢体倦,
> 或伴恶寒又发热,肢体关节肌肉酸,
> 渗漏湿液湿疹痒,纳呆胀痛痞闷满,
> 尿浊便溏面晦带,舌苔滑腻脉濡缓。
> 湿夹风暑水痰毒,湿遏卫表头病患。
> 臁疮脱疽下肢毒,尿频急痛血石淋,
> 湿疮水疱脓疱疮,渗液缠绵长病程。

注

湿旺于长夏,湿与脾相应。湿淫证候则头昏,头沉重如裹,嗜睡,身困重不爽,肢体倦怠,或伴恶寒发热,或肢体关节肌肉酸痛,或渗漏湿液,或湿疹发痒,或纳呆食少,脘腹胀痛痞闷满,尿浊便溏,面色晦暗,带下,舌苔滑腻,脉濡缓。

湿胜则阳微。伤于湿者,下先受之。湿胜则濡泄,甚则水闭跗肿。在天为雨,在地为土,在人脏为脾,故湿喜归脾,脾虚喜中湿。

湿常兼夹为患:如风湿证、暑湿证、水湿证、痰湿证、湿毒证,以及湿遏卫表证,风湿犯头证。各自可有不同的证候表现。

湿注于下肢则患臁疮、脱疽、下肢丹毒,下注膀胱则尿频、尿痛、尿急、尿血、血淋、石淋等,患湿疮、水疱、脓疱疮,渗液等,缠绵难愈,病程长。

5. 燥

> 燥伤津液干燥见,口鼻咽喉皮肤干,
> 烦躁尿短咳少痰,温燥凉燥季节变。
> 燥邪犯表犯肺证,燥干清窍证可辨。
> 疔疮唇喉皮肤干,枯槁皲裂脱屑患。

注

燥旺于秋,燥与肺相应。燥淫证候则燥伤津液出现干燥症状,口、鼻、咽喉及皮肤干燥,烦躁,尿短,干咳或咳嗽少痰。因季节变化可患温燥,凉燥。常见燥邪犯表证,燥邪犯肺证,燥干清窍证。

燥淫证候引起疔疮,唇喉、皮肤干燥而枯槁、皲裂、脱屑。

6. 火

> 火淫温热阳内盛,发热面红口渴甚,
> 便秘尿黄舌质红,苔黄脉数主要症。
> 火毒壮热烦不眠,躁扰发狂神昏谵,
> 疮肿局部见脓血,脉数有力苔黄干。
> 瘀斑药毒和丹毒,疮痈疽痛化脓烂。

注

火淫证候因温热之邪致阳内盛,症见发热面红,口渴甚,便秘尿黄短少,舌质红,苔黄,脉数的主要症状。

火毒则壮热,心烦不眠,躁扰发狂,神昏谵语,疮肿局部见脓血,脉数有力苔黄干。火毒引起瘀斑,药毒,丹毒,疮肿痈疽疼痛而化脓腐烂。

治火毒当泻火解毒。

7. 疫疹证候

疫疹初热痛如劈,斑疹红赤或黑紫。
昏愦肢冷面色青,吐泄不得汗如雨。
初起脉细数沉伏,摇头鼓颌为闷疫。

注

疫疹的临床表现为:疫疹初起全身发热,头痛如劈,斑疹透露,或红或赤,或紫或黑。面色青,昏愦如迷,四肢逆冷,欲吐不得吐,欲泄不得泄,头汗如雨,头痛如劈,如疫疹初起时脉细数沉伏。摇头鼓颌者为闷疫。

8. 瘟疫证候

瘟疫先寒后热状,日后只热无寒象,
舌苔白腻如积粉,昼夜发热日晡甚,
身痛头痛痛如劈,脉数不浮也不沉。

注

温疫有的临床表现为:初起先憎寒而后发热,日后但热而不憎寒。初得之二三日,其脉不浮不沉而数,头痛如劈,身疼,昼夜发热,日晡更甚,苔白如积粉。

9. 瘟黄

瘟黄初起热恶寒,卒然肤尿眼黄染,
直视遗尿肢逆冷,舌蜷囊缩神昏谵。

注

瘟黄的临床表现为:初起发热恶寒,随即卒然发黄,皮肤、小便、两眼白珠被黄染且深重,名急黄;严重者变证蜂起,或四肢逆冷,或神昏谵语,或直视,或遗尿旁流,甚至舌蜷囊缩,循衣摸床。瘟黄见于现代医学中的急性或亚急性重型肝坏死病。

二、七情内伤证候

喜伤心神举止乱,语无伦次心气散。
怒伤肝气血菀上,面红目赤口咽干。
郁闷胁痛头痛昏,怒伤肝阴薄厥犯。
思伤心脾气耗瘦,怔忡健忘又失眠。
忧伤肺脾气闭塞,情抑郁闷饮食减。
悲伤肺脏气耗伤,神气不足面惨淡。
恐伤肾气怵不安,酸软流尿月经乱。
惊伤心神精神萎,悸忡语乱神错乱。
乳痈痰核瘰疬病,乳癌肿瘤失荣病。

注

七情所伤主要是伤心。喜伤心则见心气缓散不守，心神不安，举止错乱失常，语无伦次。暴喜可引起精神不集中，甚则失神狂乱。

怒伤则见肝气逆，血菀于上，怒伤肝阴而暴厥(薄厥)。怒则气上，大怒则形气绝，血菀于上，使人薄厥，或呕血，或飧泄。

思伤则见心脾气耗，消瘦，怔忡，健忘，失眠。过思则伤脾而影响气机升降之枢，可致胃脘腹胀而纳呆便溏；过思则伤血而心悸健忘，失眠多梦。

忧伤则见肺脾之气闭塞，情志抑郁，闷闷不乐，饮食减少。

悲伤则见肺气耗伤，神气不足，面色惨淡。过悲可引起精神萎靡不振，气短乏力。

恐伤则见肾气亏虚，怵惕不安。恐极可致二便失禁，若伤精则骨痠痿厥，遗精。

惊伤则见心神被扰，神志错乱，情绪不宁。

七情所伤引起乳痈，痰核，瘰疬，瘿病，乳癌，肿瘤，失荣等病。

三、饮食所伤证候

> 饮食所伤恶心呕，恶闻食臭嗳酸腐，
> 胃痛痞满苔厚腻，腹痛如绞泻又吐。
> 痈疽痔疮酒齄鼻，粉刺疔疮大疔毒。

注

饮食所伤则恶心呕吐，所吐之物恶臭难闻，嗳呕酸腐，胃痛痞满，苔厚腻，腹痛如绞，吐泻交作。饮食所伤还见脉滑有力。

膏粱厚味，辛辣燥食引起痈疽，痔疮，酒齄鼻，粉刺，疔疮，大疔等毒。

四、劳逸所伤证候

> 过劳嗜卧又懒言，倦怠乏力饮食减。
> 过逸肥胖喘促软，心悸气短行动难。
> 劳损脱疽或阳痿，筋瘤瘰疬与流痰。

注

过劳所伤则嗜卧懒言，倦怠乏力，饮食减少。过逸则肥胖，动则喘促，身软乏力，心悸气短，行动困难。

劳损可引起脱疽，阳痿，筋瘤，瘰疬，流痰等。

五、金刃、跌打及虫兽所伤证候简括

金刃跌打出血痛，头晕骨折或红肿，吐血便血关节脱；抽搐苦笑破伤风。

虫兽咬伤麻木痛肿；狂犬咬对水声光恐。虫药饮食疫疔毒，口渴发热麻痒痛。

注

金刃跌打所伤则出血，疼痛，头晕，骨折或红肿，吐血，便血，关节脱位。

破伤风因外伤出血夹感风邪毒气，表现寒热惊惕，牙关紧闭，面如苦笑，筋肉抽搐，角弓反张等，此已患破伤风。

狂犬所伤者有恐水、恐光、恐声等症。虫毒，药毒，饮食毒，疫疔毒发热口渴，麻木，瘙痒，疼痛等。

六、痰饮瘀血

(1)痰饮

> 痰饮病有4特点，变幻多端病广泛，

咳喘胸脘胀痞闷,痰多痰鸣呕吐痰,
半身不遂癫狂昏,纳呆麻木头晕眩,
脉搏弦滑苔滑腻,阻遏气血神明乱,
痰核乳癖瘰疬瘿,病程较长又缠绵。
痰饮水液障碍患,清稀为饮稠浊痰,
饮分痰溢悬支饮,痰分有形无形痰。
有形痰核和瘰疬,无形脏腑经络间。
痰饮六淫饮劳情,肺脾肾焦气化乱。
痰饮阻滞气血行,脏腑经脉滞留变。
痰证眩冒咽中梗,心悸胸闷咳咯痰,
瘰疬痰核恶心呕,阴疽流注麻木瘫,
蒙蔽神明扰心神,昏呆谵妄癫狂痫。
饮留胃肠鸣有声,悬饮胸痛咳胀满,
支饮闷咳平卧难,溢饮身痛肿无汗。
痰饮广泛变幻多,滑弦苔腻神明乱,
阻滞气机气血行,病程较长病缠绵。

注

痰饮病有 4 个特点:

1. 变幻多端,患病广泛;

2. 咳喘,胸脘胀痞闷,痰多痰鸣,呕吐痰涎;

3. 阻遏气血运行则半身不遂,麻木,头晕目眩,癫狂,头昏,纳呆,脉搏弦滑,舌苔滑腻,扰乱神明可见昏迷,患梅核气,痰核,乳癖,瘰疬瘿瘤;

4. 病程较长,病势缠绵。

痰饮影响水液代谢:痰饮是机体水液障碍所形成的病理产物,其清稀者为饮,稠浊者为痰。痰和饮同出一源,合称痰饮。饮分痰饮、溢饮、悬饮、支饮。

痰分有形之痰和无形之痰。有形之痰如咳出、咯出之痰。无形之痰如痰核、瘰疬和滞留在脏腑经络之间的痰,要通过其临床表现出来的证候才能确定的痰,这种无形之痰根据其停留的不同部位而在中医学中有不同的名称,如"痰饮、溢饮、悬饮、支饮"。

痰饮为外感六淫和内伤饮食、劳逸、七情所致。也因肺、脾、肾、三焦等脏腑气化功能失常紊乱,致水液代谢障碍,水液津停滞所致。痰饮阻滞气血运行,痰饮可随气流行,或停滞于经脉,在脏腑经脉滞留、阻碍气机而发生病变。

痰饮易于蒙蔽神明,痰浊随气上逆。痰浊上犯头则眩冒,犯咽喉则咽中梗。痰阻心则心悸,胸闷。痰滞于肺则咳嗽咯痰。痰滞于经络则患瘰疬,痰核。

痰停于胃则恶心,呕吐。

痰阻经络肌肉筋骨则患阴疽流注,麻木,瘫痪。痰蒙蔽心窍神明则扰乱心神,神昏,痴呆,谵妄,癫狂痫。饮留胃肠则鸣有声。

悬饮停滞于胸则胸痛胀满,咳嗽。支饮停于胸膈则胸闷,咳嗽,平卧难。

溢饮停于肌肤则身痛,肌肤水肿,无汗。

痰饮病的特点为:①痰饮致病广泛,变幻多端;②脉搏滑弦,舌苔滑腻;③易扰乱神明;④阻滞气机和气血运行;⑤病势缠绵,病程较长。

（2）瘀血

瘀血血行停滞患，滞于脏腑经脉间，
血寒血热气虚滞，气虚失摄损伤变，
血热妄行离经脉，积停体内瘀血患，
瘀血致病阻气机，瘀塞经脉脏腑犯。
瘀血阻肺咳血痛，阻心悸痛唇紫黯。
瘀血阻肝痞块痛，胃肠呕血黑大便。
瘀阻四肢脱疽麻，瘀阻肌肤痛紫黯。
瘀阻胞宫少腹痛，闭痛崩漏月经乱。
痛处不移针刺痛，夜间更痛又拒按。
瘀血肿块局部瘀，久病从瘀癥积变。
瘀血出血紫黯块，指甲肤面唇紫绀。
舌下静脉曲张紫，舌头瘀血瘀点斑，
结代细涩沉弦脉，肌肤甲错紫黑黯。
瘀血疼痛肿块血，发绀舌脉的表现。
脱疽疮痈药物毒，白疕油风瓜藤缠，
胸痹癃闭与痔疮，肾癌乳癌阴茎痰。

注

瘀血是血液循行停滞的疾患，血滞于脏腑、经脉之间发生各种病症。血寒、血热、气虚、气滞、气虚失摄、内外损伤等引起病变，血热妄行出血之离经脉之血，积停体内形成瘀血疾患。瘀血致病又反过来阻遏气机阻肺则咳血胸痛。瘀血阻心则心悸，胸痛，口唇指甲紫黯。瘀血阻肝则胁痛痞块刺痛。瘀血阻滞胃肠则呕血，解黑大便。瘀阻四肢则脱疽，麻木不仁，瘀阻肌肤局部则疼痛，患肤紫黯。瘀阻胞宫则少腹痛，闭经，痛经，崩漏，月经不调。气机，血瘀滞塞经脉脏腑，互为因果，发生疾患。

瘀血病致的特点为：瘀血致病的症状特点是疼痛、肿块、出血、发绀及舌脉的表现。

1. 肿块，瘀血则局部淤紫肿痛；
2. 久病从瘀而发生癥块积块；
3. 痛处不移，针刺样痛，夜间更痛，拒按；
4. 瘀血出血，血色紫黯或血块；
5. 指甲肌肤面唇紫黑黯，肌肤甲错，紫绀。
6. 舌下静脉曲张紫黯，舌头瘀血、瘀点瘀斑，脉搏结代、细涩、沉弦。
7. 瘀血引起脱疽，疮痈，肠痈，肠结，药物毒，白疕，油风，瓜藤缠，胸痹，癃闭，痔疮，肾癌，乳癌，阴茎痰核等。

第二节　发病机理

外科病机四方面，邪盛正衰气血凝，
脏腑失和经络阻，疮疡初期补法禁。
气血凝滞肿痛血，结节紫斑皮厚增。
何处阻滞患处症，脏腑失和多险症：
热毒蛇毒疫疔毒，攻心扰神谵语昏，

犯肺胸痛咳血痰,走黄内陷险恶证。

注

外科病机多为四个方面:邪盛正衰,气血凝滞,脏腑失和,经络阻遏。

疮疡初期禁用补托法。气血凝滞可见疼痛、肿胀、出血、结节、紫斑、皮肤增厚。

在何处阻滞就在此患处出现症状,如阻于肺则咳嗽咯血,阻于肝则胁痛,阻于脾胃则呕吐腹胀,阻于膀胱则淋浊、癃闭、血尿,阻于肌肤则刺痛、瘀斑、肿胀、血肿等,阻于筋骨则酸胀疼痛,阻经脉则肢体拘急、活动受限,或麻木等。脏腑失和者多险症:如热毒蛇毒、疫疔毒,毒盛攻心,邪扰神明则谵语神昏。毒邪犯肺则胸痛、咳嗽、咳血痰。疔毒走黄或内陷则成险恶证。

第四章　中医外科疾病辨证

第一节　辨　　病

痈阻虚实阴阳变,诸痛为实痒虚犯,
诸痈为阳疽为阴,疖痈疽发疔病辨。
病史局部综合思,全面体检辅助检。

注

治痈疽先辨阴、阳,虚、实。诸痛为实,诸痒为虚。诸痈为阳,诸疽为阴。辨病就是要辨别疖、痈、疽、发、疔等证。医生要详问病史,注重局部,综合分析,全面体检,选用新技术和必要的辅助检查,以求诊断准确,提高辨证水平,获得更好疗效。

第二节　阴阳辨证

1. 阳证

阳证初起热赤痛,根束盘清肿如弓,
软硬适度痛较剧,皮肉溃流稠厚脓,
便秘尿赤病程短,腐脱新生气血充,
嫩肉如珠颜色美,更兼鲜润如榴红。

注

"皮肉溃流稠厚脓"中的"皮肉"即病发于皮肉的属阳,发于筋骨的属阴。阳证初起发热红赤肿痛,疮根紧束、疮盘边缘清楚可辨,高肿如弓,软硬适度,疼痛较剧烈,皮溃肉腐溃流稠厚脓液,兼有便秘,尿赤,病程短,气血充足,腐脱新生,嫩肉如珠颜色美,更兼鲜润如榴红(参看:《医宗金鉴》相关内容)。

2. 阴证

阴证初起如粟样,不红不肿疙瘩僵,
木硬不痛患筋骨,疮根平大黯无光,
范围不限根散漫,软绵无脓结空仓,
疮上生衣如脱甲,孔中结子似含芳,
紫黑脓稀多臭秽,虚热难溃病程长。

注

空仓无脓,生衣如甲叶不脱。孔中结子,如花含子。

疮疡属阴证者初起如粟样,不红不肿,疙瘩僵硬,木硬不痛,常患筋骨,疮根平大、色黯无光,范围不限、疮根散漫,软绵无脓如结空仓,疮上生衣如脱甲,孔中结子似含芳,溃后流出紫黑脓液,脓稀而多,臭秽气。虚热者难溃,病程长。

酿脓期虚热则骨蒸,潮热颧红,或面㿠神疲,自汗盗汗,难消难溃难敛,逆证屡见,病程长。总之,辨疮疡阴证阳证的主要根据是患部皮肤红肿与否,肿势高起还是下陷,局部灼热与否,病发于皮肤还是筋骨。

本诀按第六版高等教材内容编成(以第九版定稿),学习者顺诀释义即可还原为教材中的相关内容。学习中医,必须背记! 此套口诀,学记后具有终身不混淆的特点,这是作者自编自记,使用多年后的体会。

中医就是先进科学,掌握得好,的确疗效卓著。尤其是中医"煨脓长肉促愈"的理论,在临床用温法或补法后,创面会出现黏稠明净的"脓层",是创面转阳向愈的标志。《外科正宗》说:"腐肉虽脱,新肉生迟,如冻色者,肉冷肌寒,大温气血"。《外科全生集》说:"若滋补而不皆温暖,则孰为酿脓之具? 然脓之来必由气血"。

温法和补益法都可促进氧化损伤成纤维细胞的增殖作用而愈合创面。

第三节　疮疡部位辨证

1. 上部辨证

> 疮疡部位三焦辨,上部上肢颈头面。
> 风湿风热风火侵,上肢多见邪毒感,
> 颈项痈疮有头疽,疔疖痈疮发头面,
> 皮肤油风黄水疮,发病迅猛口鼻干,
> 发热恶风头痛晕,面红目赤阳实患,
> 红肿根束肿如弓,剧痛溃脓黄稠黏。

注

外科疮疡的部位辨证又叫"外科三焦辨证"。

上部辨证是疮疡发于上肢、颈项和头面。"伤于风者,上先受之",故发病因素为风邪侵袭,即风温、风热和风火侵袭。

侵袭颈项则患痈疮、有头疽等。侵袭头面则发疔、疖、痈诸疮。侵袭皮肤则患油风、黄水疮等。

风邪发病特点是来势迅猛。风邪致疮疡的常见症状为口鼻咽喉干燥,发热恶风,头痛头晕,面红目赤,多属阳证、实证,因此可见疮疡局部红肿根束,肿势高凸如弓,疼痛剧烈,溃脓后流出黄色黏稠脓液,病程短,易愈。

2. 中部辨证

> 中焦胸腹腰背疮,气火发中四肢疡,
> 情志不畅呃酸腐,呕恶上逆痞满胀,
> 便秘尿赤脉弦数,初起热痛红肿胀,
> 高肿起疮流滋水,疮硬脓深脓稠黄,
> 或者疮疡伴鲜血,肿物随着喜怒长。
> 腋肋背疽急腹症,疱疹癥积乳肿胀。
> 实证肝胆气火郁,破溃虚实夹杂伤。

注

中焦发病部位在胸腹腰背处,病因为气郁,火郁,"气火俱发于中,而后达四肢",大多数与脏腑功能失调有关。

中焦疮疡的发病特点是情志不畅,发病缓慢,不易察觉。只要发病,多随情志变化而影响病情的轻重。

中焦疮疡的常见症状为:(1)情志不畅,呃嗳酸腐,呕恶上逆,胸腹痞满作胀,便秘,尿赤,舌红苔白,脉弦数。(2)疮疡初起灼热疼痛,继则红肿胀痛,局部高肿,红肿起疱,或流滋水,触按疮疡较硬而痛,脓腔较深,脓液稠厚色黄,或者疮疡伴鲜血,或局部肿物随喜怒消长等。

中焦疮疡常见腋疽、肋疽、背疽、急腹症,缠腰火丹(疱疹)及癥瘕积聚,乳房肿物等。

中焦疮疡的证型特点:初起多气郁、火郁,为实证,病变多涉及肝胆。破溃则虚实夹杂,后期以正虚为主。

3. 下部辨证

下部臀腿胫足疮,寒湿湿热湿邪酿,
起病缓慢沉重感,缠绵反复病程长。
重坠便难肿如棉,流滋流脓清稀状,
子痈子痰和水疝,股肿脱疽腿臁疮。
初为阴证后虚证,涉及肺脾肾三脏。

注

下部疮疡的发病部位是:臀、腿、胫、足生疮疡。病因多是寒湿、湿热。湿邪从寒化为寒湿,从热化为湿热。

下部疮疡因湿邪而发的发病特点为:起病缓慢,患部沉重下坠感,病程缠绵,反复发作,病程长。

下部疮疡常见症状为:患部沉重下坠不爽,二便不利,或肿胀如棉,或红肿流滋水,流出清稀脓液,疮面时愈时溃。

下部疮疡常见病有:子痈,子痰,水疝,股肿,脱疽,臁疮等。

下部疮疡证型特点为:初起多为阴证,后期多虚证,多夹余邪难尽,病变涉及肺、脾、肾三脏。

第四节　经络辨证

头顶正中属督脉,头顶两旁膀胱经,
乳外胆经乳头肝,面部乳房属胃经,
耳部前后胆三焦,手心心包足心肾,
背两旁膀正中督,臀部外侧三阳经,
臀部内侧足三阴,腿外侧足三阳经,
腿内侧是足三阴,腹部任脉三阴经,
目为肝经耳内肾,鼻肺舌心唇脾经。
大肠胃经气血多,行气活血方法遵,
小膀包肝血为多,焦胆心肾脾肺经,
多气少血行气养,多血少气破血补,
多血多气行气瘀,循经用药疗效著。

注

根据经络辨证治外科疮疡,有其独特的疗效。

如:头顶正中属督脉,头顶两旁属膀胱经,乳外属胆经,乳头属肝经,乳旁属胃经,面部属胃经。耳部前后属胆经、三焦经,手心属心包经,足心属肾经,背两旁属膀胱经,背正中属督脉。臀部外侧属足三阳经,臀部内侧属足三阴经,腿外侧属足三阳经,腿内侧属足三阴经,腹部正中属任脉,腹部总属足三阴经。目为肝经,耳为肾经,鼻属肺经,舌属心经,口唇属脾经。

大肠经和胃经气多血多,治疗当行气活血祛瘀。

小肠经、膀胱经、心包经、肝经属多血少气,治当破血和补托。

三焦经、胆经、心经、肾经、脾经和肺经多气少血,治当行气滞兼滋养。

了解经络还有助于循经用药提高疗效。

第五节　疮疡局部辨证

一、辨肿、结节

痈疽缓急与集散,可辨虚实与轻重
虚漫实高火热红,寒硬不热青酸痛,
湿深肉绵浅起疱,风肿宣浮微热痛,
痰肿硬绵不红热,郁结更硬若岩峰。
气肿皮紧里面软,喜消怒长无热红。
瘀血青硬暴肿热,将溃色紫已成脓。

注

从痈疽疮疡肿势的缓急与集散程度,可以辨别其虚实轻重。痈是气血为毒邪壅塞不通之意。疽是气血为毒邪阻塞之意。

①虚证肿见根脚散漫,肿势平坦。
②实证肿见肿势高起,根盘收束则高凸。
③因于火肿见发热红肿疼痛。
④寒肿见肿处木硬,不热不红,色青,常伴酸痛。
⑤湿肿在深处者按之则肉绵软不起,浅处者则光亮起疱、破流黄水。
⑥风肿见漫肿宣浮,或游走不定,不红、微热微痛。
⑦痰肿见硬如结核,或软如绵、馒,大小形态各异,不红不热。
⑧郁结肿势坚硬如石岩峰突,不红不热。
⑨气肿见皮紧内软,不红不热,常随喜怒消长。
⑩瘀血肿而胀急,暴发肿热,青紫或硬,若成紫色,则脓已成即将溃。

二、辨脓

阳证脓疡剧烈痛,阴证表虚不太痛。
浅脓高坚轻按痛,重按疼痛深处脓。
暑湿流注十四天,痈疮七天可成脓,
十天螺疔蛇头疔,手足疔在七天中,

流痰半年到一年,十天化脓乳房痈。

阳痈局部温度高,肿胀光亮已成脓。

按之大软脓已熟,半软半硬已成脓。

脓来稀薄元气弱,脓出稠厚气血充。

将敛黄脓稀转稠,由稠转稀难收功。

败象脓污或败絮,黄稠白脓敲喜钟。

黄白质稀洁净善,脓黑稀薄蓄毒凶。

脓腥质稠多顺证,脓稀恶臭逆证踪。

汗后脓秽犹可愈,脓出身热治无功。

注

脓疡属阳证者则剧烈痛。阴证脓疡、老年或体虚者脓疡不太痛。

浅部脓肿高突坚硬,中有软陷,轻按疼痛应指。

深部脓肿散漫坚硬,按之隐隐软陷,皮厚,不热或微热,不红或微红,重按疼痛应指。

暑湿流注多在 14 天化脓,痈疮 7 天左右化脓、螺疗、蛇头疗多在 10 天化脓,手足丫疗 7 天化脓,乳痈多在 10 天脓熟,流痰需半年到一年方可化脓。

阳证脓疡的局部温度较高,肿胀而皮肤光亮者,化脓成熟。按化脓处大软者脓已熟,半软半硬者已化脓,但还未化脓成熟。

脓出清淡稀薄者元气不足,脓出稠厚者气血充足。脓出色黄或由稀薄转稠厚者疮将敛,脓出由稠厚转稀薄者一时难敛收功。脓出如粉浆污水,或夹有败絮样物质者为败象;脓出黄稠、质白鲜明者为佳象。

脓出黄白质稀、色泽洁净者为善;脓出绿黑稀薄者为蓄毒日久为凶,多示有损伤筋骨的可能。

脓腥臭质稠者多属顺证,脓出稀薄恶臭者多为逆证。汗出后脓秽者可愈,脓出而身依然大热者多为坏痈坏疽,药之难于收功。如患肺脓肿已久,方与证相附,但如果服后仍发热难退者,治难收功,宜慎。

三、辨溃疡

阳证溃疡稠厚脓,新肉易生鲜润红。

阴证溃疡清稀脓,难敛不知痒与痛。

疮疡走黄扩散肿,疮陷暗红黑无脓。

腐肉已尽清稀脓,镜面光白虚陷重。

脓疡规则微红肿,疮痨溃疡瘘管洞。

褥疮缺血暗黑紫,液化流水溃烂脓。

岩性溃疡翻花状,梅毒溃硬高低隆。

注

阳证溃疡者脓液稠厚而黄白,腐肉易脱,新肉易生,疮疡面鲜润红活。

阴证溃疡者脓液清稀,时流血水,腐肉难脱,疮口难敛,疮面不知痛痒。

疮疡走黄肿势扩散,疮顶突然塌陷无脓,暗红变黑。如疮面腐肉已尽,而脓水灰薄清稀,疮面状如镜面光亮为虚陷征象,重症。

化脓性溃疡的疮面边缘轻柔规则,微微红肿。

疮痨性溃疡的疮口凹陷或有瘘管洞口,反复难愈。

褥疮是压迫性溃疡,皮肤暗黑,发紫坏死,出现液化,溃流滋水、腐烂脓臭。

岩性溃疡则溃烂如翻花状。梅毒性溃疡创面多呈半月形,溃处较硬而边缘整齐,基底高低不平,溃流稀薄臭秽脓色物质。

四、辨痛

> 轻痛肌肉皮肤浅,重痛病在筋骨间,
> 寒痛喜暖无红热,热痛焮红遇冷减,
> 风痛走注无定处,气痛攻痛喜怒变,
> 瘀痛青黯如针刺,脓痛鸡啄疮中软,
> 痰痛微微隐隐痛,按之酸痛色不变,
> 虚痛喜按按痛减,实痛剧烈不能按。

注

痛由不通,有各种疼痛:轻痛、重痛、寒痛、热痛、风痛、气痛(攻痛无常,喜缓怒甚)、瘀痛(瘀血作痛,肤色青紫紫黯,痛如针刺有定处)、化脓痛(痛如鸡啄有节律,按疮中部分软绵,大软脓已熟,半软半硬脓未成)、痰痛(微微疼痛或隐隐疼痛,按之酸痛,皮色不变)、虚痛(喜按,按之痛减)、实痛(拒按,按则痛加剧)。

另有卒痛、持续痛、阵发痛、刺痛、灼痛、裂痛、痠痛、钝痛、抽掣痛、绞痛、鸡啄痛。

各种疼痛的区别口诀:

> 卒痛急剧急性患,持续疼痛未溃前,
> 阵痛无常寄生虫,刺痛如锥皮肤面,
> 灼痛肌肤疔丹疮,裂痛皮肤如撕烂,
> 酸痛病变在关节,钝痛骨与关节间。
> 抽掣放射痛近处,绞痛脏腑急病患。
> 鸡啄疼痛在肌肉,阳证化脓即溃穿。
> 先痛后肿附骨疽,先肿后痛颈痛患。
> 毒聚肿漫一触痛,多处痛肿流注痰。

注

卒痛:突然发作,疼痛急剧,多见于急性疾患。

持续痛:痛无休止,持续不减,在阳证未溃前多见。痛势缓和,持续久痛,在阴证初起时多见。

阵发痛:忽痛忽止,发作无常,多见于胆道、胃肠道等寄生虫或石淋等疾患。

刺痛:痛如锥刺,病变多在皮肤,如蛇串疮、热疮等。

灼痛:痛而有灼热感,病变多在肌肤,如疖、有头疽、颜面疔、丹毒、Ⅰ~Ⅱ度烧伤等。

裂痛:痛如撕裂,病变多在皮肉,如肛裂、手足皲裂较深者。

酸痛:又酸又痛,病变多在关节,如流痰、鹤膝痰、系统性红斑狼疮等。

钝痛:疼痛滞钝,病变多在骨与关节间,如流痰、附骨疽转入慢性阶段。

抽掣痛:痛时有抽掣,并伴有放射痛,传导于邻近部位,如石瘿、乳癌、失荣之晚期。

绞痛:痛如绞紧,病变多在脏腑,如泌尿系结石伴有梗阻时,或石淋疼痛。

鸡啄痛:痛如鸡啄,并伴有节律性痛,病变多在肌肉,多在阳证化脓阶段,如手足疔疮、乳痛等。

先痛后肿者病深在筋骨,如附骨疽。先肿后痛者病浅在肌肤,如颈痛。

毒聚者肿势蔓延在一处疼痛。毒邪四散者则肿势散漫多处疼痛,病势鸱张严重。多处疼痛又肿胀,先后相继者是流注。

五、辨发痒麻木

疮疡热微则发痒,邪郁血虚风燥痒,
风胜癣疕和瘾疹,走窜频抠全身痒。
湿疹皮烂越发痒,黄水湿疮脓疱疮。
热盛暴露部位痒,糜烂流水灼热痒,
虫淫爬痒易传染,血虚皮厚干屑痒。
溃疡后痒生新肉,麻木脉阻缺营养。

注

"热微则痒"。疮疡微热则痒;邪郁肌肤,郁而微热则痒。血虚风燥或虚热作痒。

风胜患癣、白疕、瘾疹等发痒,走窜不定,频频抠痒,全身发痒。

湿疹、脓疱疮因为湿盛浸淫,皮肤抓搔得越烂越痒,黄水淋漓。

热盛瘾疹在皮肤暴露部位发痒,抓破糜烂流滋水,焮红灼热发痒。

虫淫发痒而有爬行感,易传染,如手足癣。但溃后脓已净如虫爬痒,是气血充足,新肉生长将愈之象。

血虚发痒则皮肤干燥变厚,或皲裂结痂,脱屑发痒,很少流滋水,如牛皮癣、慢性湿疮。溃疡排脓后发痒是创面不卫生,或新肉初生气血来复而发痒。但要注意是否有伤风外感。

麻木兼痒是脉络阻塞,失于营养而痒。

六、辨出血

近血肛门鲜红血,远血上消柏油便,
蠕动快者便血混,乙直肠血粪表面,
内痔血便喷滴鲜,肛裂疼痛血红鲜,
结肠癌块黏液血,直肠癌血下坠感,
脓毒症有肠道血,菜药动物血黑便。
感染瘤石伤尿血,结石尾尿血尿见。
肾瘤血尿无疼痛,创伤检查血尿见。
膀胱肿瘤尿血块,血尿泌代结缔免。

注

近血多来自直肠,肛门,血色鲜红。远血多来自于上消化道,呈柏油样大便,黑便。但是肠蠕动增快者尽管是上消化道出血,其血往往和大便相混而见鲜红血(不见柏油样便)。

乙状结肠,直肠出血在粪便表面见血。内痔出血在排便时喷射状出血或者便血时滴血。肛裂出血鲜红伴剧烈疼痛。

结肠癌出血则血便混杂有黏液,可查及包块。

脓毒血症可有肠道出血。吃了蔬菜、中药、动物血后可有黑便。感染、肿瘤、结石、创伤可有尿血。尿血兼痛为血淋。结石者则尿终见血尿。肾肿瘤多是无痛性血尿。膀胱肿瘤出血者尿出血块。

血尿还见于内分泌系统疾病,代谢障碍性疾病,结缔组织疾病和免疫系统疾病。

七、痈疽七恶

> 心恶神昏烦躁干,疮色紫黑语呢喃。
> 肝恶惊悸身强直,疮流血水正视难。
> 脾恶疮陷脓稀臭,消瘦恶呕饮食减。
> 肺恶皮肤枯槁色,痰多喘急鼻翼煽。
> 肾恶渴饮阴囊缩,面黑咽喉若燎烟。
> 脏腑败坏肠鸣泄,浮肿呕呃口糜烂。
> 血竭阳脱流污水,语低肢冷疮陷暗。
> 局部多指顺逆证,善恶全身之表现。

注

心恶者神昏,心烦,口舌干燥,疮色紫黑,言语呢喃。

肝恶者惊悸时作,身体强直,疮流血水,目难正视。

脾恶者疮陷脓臭而稀,消瘦,恶心呕吐或服药呕吐,饮食减少。

肺恶者皮肤枯槁,痰多喘急,声音低,鼻翼煽动。

肾恶者时渴引饮,阴囊内缩,面容惨黑,咽喉干燥。

脏腑败坏者肠鸣泄泻,身体浮肿,呕吐呃逆,口糜满布。血衰竭(阳脱)者时流污水,嗜卧语低,汗出肢冷,疮陷色暗。

总之,顺证和逆证多指局部表现,恶证与善证多指全身表现。

第五章　中医外科疾病治法

一、疮疡内治法

　　　　　　　　疮疡局部整体辨,善于辨八纲杂症,
　　　　　　　　外感内伤分阴阳,阴证瘰疬流痰症,
　　　　　　　　疔疮发痈多阳证,五脏毒重外感轻,
　　　　　　　　热度火毒最多见,发展转归邪正争,
　　　　　　　　蛇头疔损骨病变,颜面疔疮步态跚,
　　　　　　　　走黄暗红疮口陷。红丝疔见红丝串,
　　　　　　　　气肿透膜疮凶顽。初消中托后期补,
　　　　　　　　疮疡火热清热痊,内治外治兼手术。
　　　　　　　　疮疡初期消法当,正确辨证宗八纲,
　　　　　　　　黄连解毒五味消,犀角地黄五神汤;
　　　　　　　　中期托里消毒散,后期补虚扶正方:
　　　　　　　　四君四物桂附八,滋阴六味地黄汤。

注

　　疮疡发于局部,但要整体辨证施治,善用八纲辨杂症,这是中医的特色。疮疡分为外感和内伤两大类。辨证分为阴阳。阴证发病缓慢,如瘰疬,流痰等。阳证发病急,发展较快,如疔疮发痈等。五脏落毒所发者病重,外感所发者病轻。外邪致疮疡以"热毒""火毒"最为多见。疮疡发生后,正邪交争决定着疮疡的发展与转归。蛇头疔易损骨,以脊柱,四肢最多见。颜面疔疮者步态蹒跚,疮面皮色暗红,疮顶口凹陷,常是走黄内陷的征象。红丝疔常见一条或数条红丝疮疡见"气肿"、"透膜"者病情凶顽。

　　在六淫中引起外科疾病的主要原因是火。

　　故疮疡外科内治的三大法是消,托,补。疮疡多属火热,宜清热解毒。疮疡初起宜消散,中期宜托毒消肿,后期溃脓后气血俱虚宜补(火毒未清而又见虚相者仍应忌补,应清理佐以补益治之)。

　　疮疡初期宜用消法,即内消表散法,但如何施用,宜按八纲辨证后才能有正确的实施方案,即疮疡初期多实,又兼表证者更宜消散解表;若脉证俱虚则宜兼补,发口渴便秘者本宜疏行,此时就不可只用表散,需兼补药施方。

　　内消在八纲辨证之后,可用黄连解毒汤、五味消毒饮、五神汤、犀角地黄汤化裁治之。疮疡中期宜用托法,如托里消毒散。疮疡后期宜用补法,补气用四君子汤,补血用四物汤,滋阴宜六味地黄汤(丸),助阳宜桂附八味丸。

　　但切记不可忽略外治法,如兼用草药(公英、紫花地丁、犁头草、四季青、乌蔹莓、马齿苋、野菊、漏芦、虎耳草、芙蓉花叶、七叶一枝花、金荞麦、贯叶蓼、红藤、千里光),或兼用箍围药、油膏、膏药、掺药、洗药、提脓祛腐药(如九一丹、八二丹、五五丹、七三丹)、腐蚀药(如白降丹、千金散)、生肌收口药等,以及患者在精神、饮食、起居、换药等各方面的配合。

　　善于掌握八纲辨证治疗杂症的医生,也能较好地治疗痈疽肿毒。治痈疽肿毒可用内治法、外治法、手术治法,并结合西医治疗等,视其病情而采用之。

二、疮疡外治法

> 疮疡外治同内治,膏药油膏箍围药,
> 草药掺药有消散,提脓祛腐生肌药,
> 腐蚀平胬止血药,清热收涩收口药,
> 酊剂洗剂手术法,切开火针砭镰法,
> 挑治挂线结扎法,瘤疣脱疽痔结扎。
> 引流针灸垫棉法,药筒拔法熏熨法,
> 热烘疗法溻渍法,冷冻激光治疗法。
> 各法都有适应证,多法配合内治法。

注

作为医生,首先要熟悉患者这些治法的名称,在头脑中有完整的"治法谱",何病适宜用何法,一目了然,给患者讲起来头头是道,可以增强患者的信心。

外治法的机理与内治法相同,都是整体辨证后的施治方法。外治药物有膏药,油膏,箍围药,草药,掺药。掺药为极细粉剂,又叫散剂,有消散药、提脓祛腐药、祛腐生肌药、腐蚀药与平胬药。止血药、清热收涩药、生肌收口药。

外治用药还有酊剂,洗剂等。

手术疗法有切开法,火针烙刺法,砭镰法,挑治法,挂线法,结扎法(将瘤、赘疣、脱疽、痔等用结扎法治疗)。

另外还有引流法,针灸法,垫棉法,药筒拔法,熏法,熨法,热烘疗法,溻渍法,浸渍法(鹅掌风治疗中药加醋同煎,每天浸泡1~2小时,连用七天为一疗程),冷冻疗法和激光疗法等。

各种治法都有其适应证,有时多法兼用,常配合内治法。

外治法的各种治疗概读

> 膏药疮初成脓溃,肿痛提脓生肌疗。
> 湿痰结块金黄膏,红肿热痛玉露膏。
> 半阴半阳冲和膏。寒证回阳玉龙膏。
> 溃后生肌红油膏,生肌玉红白玉膏,
> 银屑皲裂疯油膏,疱疹湿疮青黛膏,
> 痔疮黄连消痔膏。升丹提脓防过敏。
> 阳毒红灵内消散,桂麝黑退消阴证。
> 腐蚀药用白降丹,息肉痔疣瘰疬病。
> 痔核表涂枯痔散,平胬丹治胬肉证。
> 腐肉月白珍珠散,气虚回阳生肌散。
> 止血如圣金刀散,云白三七桃花散。
> 热毒肿痒三黄洗,清热散瘀颠倒散。
> 红丝疔尽头刺血,丹毒周围三棱血,
> 外伤瘀血三棱刺,配合火罐拔瘀血。
> 痔疮龈交出结节,三棱针刺点出血。

内痔颈七腰五椎,反应点见棕白色,
药筒拔脓鲜菖蒲,羌艾芷草葱苏叶。
痔疮脱肛五倍子,苦参痒疣和白疕,
五倍煎醋鹅掌风,桑皮柏叶头发治,
黄柏二黄溃疮疡。美容芦荟柠檬汁。

注

膏药适用于一切外科疾病初起、成脓、溃后各个阶段,能消肿解毒止痛,提脓生肌等。皆要注意其适应证。

膏药用于一切外科疮疡的初起、成脓、溃后各个阶段,用于消肿止痛、提脓祛腐、生肌收口的治疗。湿痰结块用金黄膏,红肿热痛用玉露膏。

半阴半阳用冲和膏。寒证用回阳玉龙膏。溃后生肌用红油膏,生肌用玉红白玉膏,银屑病皲裂者用疯油膏,疱疹、湿疮、蛇串疮用青黛散油膏,痔疮用黄连膏、消痔膏。用升丹提脓要防过敏。阳毒用红灵丹、内消散。阴证用桂麝散、黑退消。腐蚀药用白降丹点敷息肉、痔、疣、瘰疬病。痔核表面涂枯痔散。治胬肉证用平胬丹。腐肉不脱用月白珍珠散。气虚者用回阳生肌散,或黄芪六一散。

止血用如圣金刀散,云南白药,三七粉或桃花散。热毒肿痒用三黄(黄连、黄芩、黄柏)煎洗。清热散瘀用颠倒散治疗酒齄鼻,粉刺。

红丝疔尽头挑刺微出血。丹毒周围用三棱针点刺出血。外伤瘀血用三棱针刺后,配合火罐拔瘀血(注意罐内出血量不能超过10ml)。

痔疮在龈交穴处有米粒大小的结节,用三棱针点刺出血。

内痔出血在颈七椎、腰五椎,找到反应点见棕白色、或灰白色处挑刺出血为宜。药筒拔脓用鲜菖蒲,羌活,蕲艾,白芷,甘草,葱叶,苏叶。

痔疮脱肛用五倍子。苦参煎洗治疗虫痒,湿疣和白疕。五倍子煎醋泡治鹅掌风。桑皮和柏叶煎汁洗头发可使头发不枯黄。

黄柏或二黄煎汁,冷渍治疗疮疡。美容除皱、润肌白面用芦荟汁或柠檬汁敷面。

下　篇

各　论

第六章　疮　疡

疮疡治法

疮疡局部、整体辨,善辨八纲杂症安,
初消中托后期补,疮疡火热清热痊,
能疗痈疽肿毒疾,内治外治手术兼。
疮疡初期消法当,正确辨证宗八纲,
黄连解毒五味消,犀角地黄五神汤;
中期托里消毒散,后期补虚扶正方:
四君四物桂附八,滋阴六味地黄汤。

注

　　疮疡发于局部,但要整体辨证施治,这是中医的特色。在六淫中引起外科疾病的主要原因是火。故疮疡外科内治的三大法是消,托,补。

　　疮疡多属火热,宜清热解毒。疮疡初起宜消散,中期宜托毒消肿,后期溃脓后气血俱虚宜补(火毒未清而又见虚相者仍应忌补,应清理佐以补益治之)。

　　善于掌握八纲辨证治疗杂症的医生,也能较好地治疗痈疽肿毒。治痈疽肿毒可用内治法、外治法、手术治法等,视其病情而采用之。

　　疮疡初期宜用消法,即内消表散法,但如何施用,宜按八纲辨证后才能有正确的实施方案,即疮疡初期多实,又兼表证者更宜消散解表;若脉证俱虚则宜兼补,发口渴便秘者本宜疏行,此时就不可只用表散,需兼补药施方。

　　内消在八纲辨证之后,可用黄连解毒汤、五味消毒饮、五神汤、犀角地黄汤化裁治之。疮疡中期宜用托法,如托里消毒散。疮疡后期宜用补法,补气用四君子汤,补血用四物汤,滋阴宜六味地黄汤(丸),助阳宜桂附八味丸。

　　但切记不可忽略外治法,如兼用草药(公英、紫花地丁、犁头草、四季青、乌蔹莓、马齿苋、野菊、漏芦、虎耳草、芙蓉花叶、七叶一枝花、金荞麦、贯叶蓼、红藤、千里光),或兼用箍围药、油膏、膏药、掺药、洗药、提脓祛腐药(如九一丹、八二丹、五五丹、七三丹)、腐蚀药(如白降丹、千金散)、生肌收口药等,以及患者在精神、饮食、起居、换药等各方面的配合。

第一节　疔

疔病蝼蛄有无头,三厘米小红热疼。
苔黄便秘口干热,区别囊痤痈面疔。
疔病热要落结证,连解五味渴多饮。
暑疔三厘暑毒生,清暑汤草翘花粉,
赤芍泽泻淡竹叶,滑石银花车前仁。
体虚毒恋阴虚热,增液仙方活命饮。

体虚毒恋脾胃虚,参苓白术加五神。

蝼蛄疖用两仪膏,山药或地加党参。

疖病此愈彼又生,防风通圣化裁斟,

阴虚内热加增液,若见脾虚用四君。

注

疖有疖病、蝼蛄疖,有头疖和无头疖,常发生在肌肤浅表部位,范围小于3cm,突起跟浅,色红,灼热疼痛,苔黄脉数,便秘,口干,发热等。

要区别囊肿型痤疮、痈和颜面疔疮等。

1. 疖病属热毒蕴结证者则发热口渴,便秘尿赤,用黄连解毒汤和五味消毒饮加减。

2. 暑疖由暑毒而成,范围局限,多在3厘米左右,用清暑汤化裁(甘草、连翘、花粉、赤芍、泽泻、淡竹叶、滑石、银花、车前仁)。

3. 疖因体虚毒恋,阴虚内热则此愈彼生,经久不愈,常见口干唇燥,舌红,脉细数,用增液汤合仙方活命饮加减。

4. 疖因体虚毒恋或脾胃虚弱证则面色萎黄,神疲乏力,纳少便溏,用参苓白术散合五神汤加减。

第九版教材已不分蝼蛄疖,录在下面作参考。

蝼蛄疖又名鳝拱头,破后形似蝼蛄串穴而得名,一般不需内治。如体虚者宜健脾养阴,用两仪膏(山药或熟地加党参)。疖病此愈彼发,久久难愈。

发于项后发际部名"发际疮",生于臀部的叫"坐板疮",用防风通圣散化裁;阴虚内热者加增液汤,脾虚便溏者加四君子汤。只要善于辨证,化裁得当,中药的疗效是很好的。

第二节　疔

手足颜面托盘疔,蛇肚眼头红丝疔,

疔肿三到六厘米,根深坚硬如钉丁,

容易走黄和内陷,疔疮顶陷危险证。

热毒连解五味消,毒盛再把犀地斟,

热腐透脓五味饮,加蟾酥丸疗疫疔。

湿热下注足底疔,草药渗湿加五神。

火毒入络红丝疔,红肿五味消毒饮;

火毒入营寒颤热,犀地连解五味饮,

烂疔湿火黄连解,再加萆薢化毒振。

烂疔毒热入营血,犀地黄连解毒斟,

烂疔犀地加连解,加三妙丸效更增。

注

疔疮是发病迅速而危险性较大的疾病,故不可早期切开及针挑,不宜用力挤脓,忌食辛辣之品。疔疮全身何处都可发生,但多发于颜面和手足等处,按其发病部位和性质的不同去辨证施治,处理不当,易于走黄致生命危险;走黄、内陷的特征是:肿疡突然疮陷色褐。

疔疮发于手足的,可以损伤筋骨,影响手足功能。

按其发病部位和性质的不同,分为手足部疔疮、颜面部疔疮(印堂疔又叫眉心疔,生于眉棱叫眉棱疔,有眼胞疔,颧疔,人中疔,虎须疔,锁口疔)、红丝疔、烂疔、疫疔(生于指甲两旁,形如蛇眼者,名蛇眼疔。发于手指末端,肿胀如蛇头者,名蛇头疔。若生于指腹,肿胀如蛇肚者,叫蛇肚疔。还有足底疔,托盘疔,此为现代医学的化脓性指头炎)等五种。

疔疮红肿热痛范围为3~6厘米左右,疔根深而坚硬,如钉丁之状,重者有全身寒热症状。疔疮变化迅速,容易走黄造成生命危险或疔疮顶部平塌,疔毒内陷,造成险证。

一切疔疮肿毒均可用五味消毒饮或黄连解毒汤化裁内服治之。

颜面疔属热毒蕴结证用黄连解毒汤合五味消毒饮加减;

颜面疔属火毒炽盛者此两方再合犀角地黄汤化裁。

疔属热盛肉腐证用透脓散合五味消毒饮加减。

湿热下注成足底疔,用草薢渗湿汤合五神汤加减。红丝疔属火毒入络者用五味消毒饮加减;红丝疔属火毒入营者则寒战高热,用犀角地黄汤、黄连解毒汤合五味消毒饮加减。

疫疔用黄连解毒汤合仙方活命饮加减。疫疔可在此方药上加服蟾酥丸。

烂疔是生于皮肉间容易腐烂,而其病势又急的疾病,来势暴急,易并发走黄,可危及生命,症状表现为:初起有高热(40℃~41℃)、烦躁、头痛、呕吐、面色苍白,患处皮肤稍黑,疮面凹形如蝶,易腐烂,范围较大,初流出稀薄脓液,混以气泡,有恶臭气味,此后腐肉大片脱落,疮面虽大,多渐能收口而愈。

火毒疔中的烂疔属湿火炽盛证则疼痛肿胀如裂感,红肿发亮,可有水疱、皮肉腐烂,持续高热,当清热泻火,解毒利湿,用黄连解毒汤合草薢化毒汤。

烂疔属毒入营血证则有上述症状,再兼气味恶臭,高热神昏谵语,当凉血解毒,清热利湿,用犀角地黄汤、黄连解毒汤加减;可再合三妙丸化裁。

治疗烂疔要鉴别"流火和发"。烂疔相当于西医学的气性坏疽,用西药当注射多价气性坏疽抗毒血清;有严重污染的肌肉创伤,在受伤后应迅即注射抗产气荚膜杆菌血清10000u,抗腐败弧菌血清5000u及抗毒性水肿杆菌血清15000u;伤后超过24h者,预防注射量应增加3倍,注射前做过敏试验(方法同破伤风抗毒血清)。

对现代医学中的脂膜炎、肉瘤腐烂患者可参照烂疔施治。

第五版教材的治"疔"法最简明实用。

第三节 痈

痈大六到九厘米,初期仙方活命饮,
成脓仙方五味饮,溃后托里消毒斟,
溃后血虚四物汤,气血两亏用八珍。
颈痈银翘蒡解肌,腋痈柴胡清肝宁:
生地白芍归芎草,花粉栀防蒡翘芩。
脐漏面黄四君子,黄连解加四苓。
脐痈脾气虚弱证,托里透脓加四君。
委中毒属湿热证,活血散瘀汤五种。
气滞血瘀委中毒,活血散瘀汤桃仁,
归尾赤芍大黄芎,苏木枳榔丹蒌仁。
委中毒因气血亏,难溃难敛用八珍。

注

"痈"之意是气血为毒邪壅塞不通的意思,是一种发生于皮肉之间的急性化脓性疾患。其特点是局部光软无头,红肿热痛较重,或持续性胀痛,有时跳痛(有皮色不变者),结块范围多在6～9厘米,发病迅速,易肿、易脓、易溃、易敛,或有恶寒、发热、口渴等全身症状,多不损伤筋骨,也不致陷证。

初期火毒凝结用仙方活命饮,成脓期热盛肉腐用仙方活命饮和五味消毒饮,溃破后见气虚两亏者用托里消毒散或用八珍汤加减。血虚重者用四物汤。

颈痈用银翘散或牛蒡解肌汤。腋痈用柴胡清肝汤(生地、白芍、当归、川芎、甘草、花粉、栀子、防风、牛蒡子、连翘、黄芩)。

脐痈属湿热火毒证用黄连解毒汤合四苓散;脐痈形成"脐漏"伴面黄肢软乏力者用托里透脓汤合四君子汤加减。

委中毒属湿热蕴结证用活血化瘀汤加五神汤。委中毒属气滞血瘀证用活血散瘀汤(桃仁、归尾、赤芍、酒大黄、川芎、苏木、枳壳、槟榔、丹皮、瓜蒌仁)。委中毒属气血两虚者则难溃难敛,用八珍汤加减。

痈要区别于瘰核,脂瘤染毒,有头疽,发。腋痈要区别于腋疽。脐痈要区别脐风。委中毒要区别于胶瘤(腘窝囊肿)。

第四节　发

发初无头红肿片,四周较淡中明显,
边界不清灼热痛,三五天后溃湿烂。
锁喉痈痰普济消,热伤胃阴益胃汤,
热盛肉腐脓稠黄,热退肿减活仙方。
臀痈病急病位深,成脓较快腐溃难,
湿火连解仙方活,仙方桃红物湿痰,
气血两亏八珍汤,流注有头疽分辨。
手发背因湿热证,五味消毒仙方饮,
气血不足托里消,区别虫咬托盘疔。
足发背和腓腨发,草薢渗湿加五神。
五神汤用白茯苓,银花牛车紫地丁。

注

"发"病为"痈之大者"。发病病变范围比痈还大些。许多书籍还是以"痈"命名。发初起无头,红肿蔓延成片,四周色较淡,中央红肿明显,边界不清,灼热肿痛,3～5天后溃脓,四周湿烂,全身症状明显。发相当于西医的蜂窝组织炎。

1. 生于结喉处者叫锁喉痈(区别颈痈、瘰瘤),初期痰热蕴结证宜用普济消毒饮化裁;溃破后热盛肉腐则流脓稠黄,热退肿减用普济消毒饮,热伤胃阴者宜用益胃汤化裁治之。

2. 发于臀部名臀痈(区别于有头疽和流注)。臀痈发病急、病位深,成脓较快,但腐溃较慢较难,属湿热火毒蕴结者用黄连解毒汤合仙方活命饮,属湿痰凝滞者用仙方活命饮加桃红四物汤,属气血两亏者用八珍汤。

3. 毒邪发于手背的叫手发背,因湿热证,用五味消毒饮合仙方活命饮。气血不足托里消,区别虫咬托盘疔。

4. 毒邪发于足背者叫足发背,发于小腿肚者叫腓腨发,发于足三里者叫三里发,因湿热证,三者都可用草薢渗湿汤合五神汤治之。五神汤用白茯苓,银花,川牛膝,车前子或草,紫花地丁,五神汤还治委中附骨疽。

第五节 有 头 疽

有头疽有多种病,粟粒脓头红肿疼,
范围九到三十厘,七天一候观察病。
有头疽初火毒凝,连解仙方活命饮,
中期湿热仙方活,阴火竹叶黄芪珍,
后期气虚毒滞证,八珍仙方活命饮。
初起外散冲和膏。溃脓八二丹敷伤,
收口期敷白玉膏,抗生胰岛控血糖。

注

有头疽是肌肤间的急性化脓性疾患。根据发病部位,有多种病名。有头疽挤压疮口易引起毒邪内陷。

有头疽初起见粟粒状脓头,红肿疼痛,迅速向深部扩散,溃如莲蓬,蜂窝,范围9～30cm,以7天为一候。

有头疽初期火毒凝结,用黄连解毒汤合仙方活命饮,中期溃脓湿热壅滞用仙方活命饮。阴虚火旺用竹叶黄芪汤。后期气虚毒滞用八珍汤合仙方活命饮。

有头疽的外治法:初期外敷冲和膏。溃脓外敷五五丹或八二丹,收口期敷白玉膏。

配合西医的抗生素,糖尿病用胰岛素控制血糖。

第六节 流 注

流注西医脓肿症,深部脓肿髂窝脓,
皮色如常易走窜。病急局部漫肿痛。
流注牢记少用补,区别环跳髋关痰。
余毒犀地黄连解。暑湿清暑汤加减。
瘀血活血散瘀汤,归尾大黄苏木丹,
桃芍芎榔枳蒌仁。外敷太乙红灵丹。

注

流注是发于肌肉深部的多发性急性化脓性疾病,相当于西医学的脓血症、多发性肌肉深部脓肿及髂窝脓肿。

流注特点是发病急骤,皮肤如常,容易走窜,病变局部漫肿疼痛。治疗流注不要急于用补法,即使需用也要少用,用则审慎。要区别环跳疽和髂关节流痰。

1. 流注属余毒攻窜证则先有疔、痈、疖病史而来,局部漫肿疼痛,伴高热口渴,甚则神昏谵语,苔黄脉数,治当清热解毒,凉血通络,用犀角地黄汤合黄连解毒汤加减。

2. 流注属暑湿交阻证则暑热季节所发,用清暑汤加减。

3. 流注属瘀血凝滞证用活血散瘀汤加减(归尾、大黄、苏木、丹皮、桃红、赤芍、川芎、槟榔、枳壳、瓜蒌仁)。

外敷用太乙膏和红灵丹贴敷。

第七节 发 颐

发颐化脓腮腺炎,颐颌肿痛张口限,
全身症重可内陷,痄腮颈痈骨槽辨。
初期热毒普济消,中期破脓芷皂煎,
热毒内陷神昏谵,清营汤加宫黄丸。
余毒未消数月年,化坚二陈连僵蚕。

注

发颐是热病后,余毒结于颐颌之间引起的急性化脓性疾病。相当于西医学的化脓性腮腺炎。发颐特点是热病后期,多在一侧发病,症见颐颌部肿胀疼痛,张口受限,全身症状明显,重者可发生内陷。发颐要同痄腮、颈痈和骨槽风相辨别。

1. 发颐初期热毒蕴结,颐颌间红肿疼痛,伴身热恶寒,口渴尿短赤,便秘,用普济消毒饮加减。

2. 发颐中期毒盛破脓则患处嫩红灼热,张口困难,已见脓成征象,用普济消毒饮加白芷、皂角刺。

3. 发颐属热毒内陷者,则肿势平塌散漫,延及面颊和颈项,嫩红灼热剧痛,汤水难下,甚则壮热口渴,痰涌气粗,神昏谵语,用清营汤合安宫牛黄丸加减。

4. 发颐余毒未清则数月数年反复发作难愈,用化坚二陈丸(陈皮、半夏各30g,白茯苓45g,生甘草、川黄连各10g,炒白僵蚕60g),加夏枯草,连翘,黄芩,玄参,莪术等。

第八节 丹 毒

丹毒区别类丹毒,发和接触性皮炎。
丹毒突发红如丹,头面风热普济选,
中部肝脾火热证,化斑龙胆柴清肝。
下肢湿热蕴毒证,草薢渗湿五神餐,
新儿犀地加连解,下肢二妙合板蓝。
大脚苍泽升麻己。外用金黄玉露散。

注

丹毒是皮肤突然发红,色如涂丹,边缘清楚,一般不化脓的一种急性感染性疾病。要与接触性皮炎,发、类丹毒相鉴别。

发于头面部的叫"抱头火丹",多挟有风热,用普济消毒饮加减。

发于中部(胸腹腰胯)的叫"内发丹毒",多挟有肝火,宜用化斑解毒汤,或龙胆泻肝汤,或柴胡清肝汤化裁。

发于下肢的叫"流火",多挟有湿热蕴毒,用草薢渗湿汤合五神汤化裁;也可用二妙散加板蓝根治之。

大脚风用苍术、泽泻、升麻、防己为方治之。

新生儿丹毒名"赤游丹",多系内热胎火蕴毒,治宜犀角地黄汤加黄连解毒汤治之。

外用金黄散(清热消肿,散瘀化痰)或玉露散加开水调敷。

注意:凡外科疾病需外科处理时,在本诀的注述中均从略。下同。

第九节 无头疽 附骨疽 咬骨疽 环跳疽

> 无头疽骨关节炎,化脓骨头关节炎。
> 附骨疽别流注痰,附骨环跳疽同辨,
> 湿热瘀阻热毒盛,仙方活命五神煎,
> 脓毒腐蚀骨关节,八珍六味地黄丸。

注

请首先弄懂口诀含义。无头疽为一种初起无头,发于骨与关节间的脓疡,具有漫肿无头、皮色不变、不热少痛、或疼痛彻骨、难消、难溃、难敛的特点,易伤筋骨,造成关节畸形,有的使人残废。

无头疽有附骨疽、环跳疽、肋内疽、骨结核、腋疽、股阴疽、脱疽、乳疽等,在外科学中重点介绍附骨疽和环跳疽。附骨疽要同流注、流痰相区别。

附骨疽发于大腿外侧骨骼的叫附骨疽(好发于肌肉丰厚的深处,此处未愈彼处又发),发于大腿内侧的叫咬骨疽,生于手足腿膊处而溃后出腐骨的叫多骨疽。

附骨疽和环跳疽治法基本相同。属湿热瘀阻证和热毒炽盛证者用仙方活命饮合五神汤加减。脓毒蚀骨者用八珍汤合六味地黄丸。

环跳疽生于髋部环跳穴的叫环跳疽(又名环跳痰。环跳痰与髂窝流注的鉴别是:环跳疽者患肢不能伸直或弯曲,臀部外突;髂窝流注则患肢曲而难伸,髂窝处可触及一长圆形肿块)。

生于膝部的叫疵疽(又名鹤膝痰)。生于足踝部的叫足踝疽。生于肩部的叫肩中疽(又叫过肩疽或疵疽)。生于肘部的叫肘疽。生于腕部的叫兑疽。

此9种疽初起均宜清热化湿,化瘀通络,用仙方活命饮合五神汤加减,或黄连解毒汤合五神汤加减。

成脓期用前方再加炙山甲、皂角刺。

溃后气血两虚者宜用十全大补汤、托里消毒散加减。

现代医学中的化脓性骨膜炎或骨髓炎、化脓性关节炎、骨或关节结核可参照诸疽辨证施治。

第十节 走黄与内陷

> 走黄疮陷黑无脓,连解犀地五味消。
> 火陷清营连宫黄,干陷宫黄托里消,
> 虚陷脾胃阳虚证,附子理中肉桂疗。
> 虚陷胃阴益胃汤。外治针对原发灶。

注

疗疮走黄是疗毒走散,毒入血分,内攻脏腑的一种急性危重证候,为疽证的 $1 \sim 2$ 候的毒盛期。治宜凉血清热解毒,用黄连解毒汤、犀角地黄汤、五味消毒饮三方合并加减。

内陷为疮毒不外泄,后陷入里,内传脏腑的危重证候,分为火陷、干陷、虚陷三种证型。

火陷证见局部疮顶不高,根盘散漫,疮色紫滞,疮口干枯无脓,灼热剧痛,全身则有壮热口渴、便秘尿赤、烦躁不安、神昏谵语,或胁肋偶有隐痛,苔黄腻或黄糙,舌质红绛,脉洪数或弦数等,治宜凉血清热解毒,养阴清心开窍,用清营汤合黄连解毒汤,或再合安宫牛黄丸三方化裁,或再合紫雪丹三方加减。

干陷证多由于气血两亏而正不胜邪,不能酿化为脓而托毒外出,从而形成内闭外脱,而疽证2~3候正是成脓溃破之际。故疽证2~3候期多见干陷证。

干陷证见患处脓腐不透,疮口中央糜烂,脓少而薄,疮色晦暗,肿势平塌,漫散不聚,闷胀疼痛或微痛,全身出现发热或恶寒、神疲、少食、自汗、胁痛、神昏谵语、气息短促、苔黄腻、舌质淡红、脉虚数;或体温反而不高,肢冷,便溏,尿频数,苔灰腻质淡,脉沉细等。治宜补养气血,托毒透邪,佐以清心安神,用托里消毒散、安宫牛黄丸加减。

虚陷证见局部肿势已退,疮口腐肉不尽,而脓水灰薄,或偶带绿色,新肉不生,状如镜面,光白板亮,不知疼痛;全身则见虚热不退、神疲形萎、饮食渐减,或腹痛便泄、自汗肢冷、气息低促,苔薄白或无苔,舌质淡红,脉沉细或虚大无力等;旋即陷入昏迷欲脱,此属脾肾阳衰,治宜用附子理中汤化裁;若见舌光如镜、口舌糜烂、舌质红绛、脉细数等,此属阴伤胃败,宜生津养胃,用益胃汤化裁。外治针对原发病灶治之。

第十一节 流 痰

流痰骨关节脓疡,初期温散阳和汤,
中期阴虚内热证,六味地黄清骨方。
肝肾亏虚左归丸,再加香贝养荣汤。
后期骨痨气血亏,十全人参养荣汤,
下肢瘫痪菟丝断,狗牛鹿角粉效良。

注

流痰是发生于骨与关节的疾病,可在病变附近或较远的空隙处形成脓肿,破溃后脓液稀薄如痰,故名流痰。

流痰后期可有虚劳现象,又称骨痨,类似于现代医学的慢性骨髓炎。

流痰的特点是:好发于骨与关节,起病很慢,化脓亦迟,溃后不易收口;因病发于骨与关节,故极易损伤筋骨,轻则形成残疾,重则危及生命(流痰溃后不易收口,而流注则容易收口)。

流痰初期因寒痰凝结,宜温经益肾、散寒化痰,用阳和汤加味。

中期阴虚内热宜扶正托毒,用六味地黄丸合清骨散。中期肝肾阴亏证用左归丸合肝肾养荣汤。

后期骨痨气血两亏,用十全大补汤或用人参养荣汤;若下肢瘫痪者,加川断、狗脊、菟丝子、牛膝、鹿角粉等。

外敷阳和解凝膏加黑退消。脓成溃口者按外科处理。

生于关节者宜限活动,生于胸腰椎及髋关节者宜卧木板床。

流痰要鉴别历节风和骨肉瘤。

第十二节 瘰 疬

瘰疬结核如贯珠,初期逍遥二陈伍,
中期阴虚知柏地,后期香贝养荣煮。

注

瘰疬又叫"疬子颈"、"老鼠疮"。是发生在颈部的慢性疾患,病因是肝郁脾虚而痰热内生,或肺肾阴亏而痰火凝结,但多数是因感染邪毒造成的,因其结核累累如贯珠之状,故名瘰疬。要与失荣、鹥核相鉴别。

瘰疬初期宜疏肝养血,健脾化痰,用逍遥散合二陈汤加减。中期阴虚火旺用知柏地黄汤,在前方加生黄芪、炙山甲、皂角刺(溃后去柴胡)。后期气血两虚用香贝养荣汤。

可外敷冲和膏或阳和解凝膏加黑退消盖贴。化脓者应切开排脓。对溃口宜作外科处理。

对现代医学中的颈部淋巴结结核(包括化脓性颈淋巴结结核)可参考本病施治。

第十三节 褥 疮

> 褥疮久卧床压成,皮肉溃脓不愈证。
> 皮肤暗红紫黑疮,坏死溃烂臭难闻。
> 气滞血瘀血府逐,毒溃生脉透脓拯。
> 气血两虚托里消。长期卧床要翻身。

注

褥疮又叫席疮。因久病卧床,挨擦磨破而成,受压部位皮肤暗红,渐渐暗紫,出现小疱,再变黑,皮肤坏死溃烂,臭秽难闻,肿势扩大,脓毒走窜,内侵脏腑者为重证,预后较差。

1. 褥疮属气滞血瘀证则皮肤红斑,紫暗红肿或破溃,舌有瘀斑,苔薄,脉弦,当理气活血,用血府逐瘀汤加减。

2. 褥疮属蕴毒腐溃证则溃腐脓多,烂处可深及筋骨,四肢漫肿,伴发热或低热,食少神疲,当益气养阴,理气托毒,用生脉散合透脓散加减。

3. 褥疮属气血两虚证则腐肉难脱,虽结痂但色淡,难愈合,面色无华,神疲食少,当补气养血,托毒生肌,用托里消毒散加减。

长期卧床者要翻身。

第十四节 窦 道

> 窦道只有外口见,多口管道或长短。
> 余毒未清仙方活,气血托里消毒散。
> 腐蚀垫棉扩创法,冲洗切除多法兼。

注

窦道是一种只有外口而无内口的病理性盲道。窦道特点是有深部组织通向体表的管道,有一个或多个外口,管道或长或短,或直或弯。

1. 窦道属余毒未清证则疮口脓水淋漓,疮周红肿热痛,或瘙痒不适,或伴有轻度发热,舌苔薄黄或黄腻,脉数,当清热和营托毒,用仙方活命饮加减。

2. 窦道属气血两虚证则疮口脓水稀薄,肉芽色淡不泽,伴面色萎黄,神疲倦怠,纳差少寐,舌质淡,脉细,当益气养血,和营托毒,用托里消毒散加减。

外治法有腐蚀法、垫棉法、扩创法、冲洗法、切除法等,视病情可单用或多法兼用。

第七章　乳房疾病

一、乳房与脏腑经络的关系及病因病机

乳房胸二六肋间,乳头晕窍络囊成。
胃经行贯乳房中,络胃上膈胸脾经,
肝上膈胸绕乳头,肾上膈肝联乳行。
冲任二脉起胞中,循行腹部胸中行。
女乳头肝乳房胃,男乳头肝乳房肾。
肝脾郁结乳癖核,胃气壅滞痈疽病。
气滞血瘀痰阻乳,乳汁郁滞伤脓病。

注

乳房位于胸前第二～六肋之间,由乳头、乳晕、乳窍、乳络和乳囊等部分组成。

胃经行贯乳房之中。脾经络胃上膈,布于胸中。肝经上膈布胸胁绕乳头而行。肾经上贯肝膈与乳房相联。冲任二脉起于胞中,两脉都循腹部而上散于胸中。

故有"女子乳头属肝,乳房属胃;男子乳头属肝,乳房属肾"之说。

肝脾郁结则生癖核,胃气壅滞则生痈疽。

各种原因导致气滞、血瘀、痰凝,阻滞乳络则见乳房肿块性疾病。乳汁郁滞、外伤乳房、乳房凹陷畸形则患化脓性疾病。

二、乳房肿块检查

乳房检查站仰卧,形状大小对称性,
有无凹陷血管扩,红肿橘皮样湿疹。
并指触诊四象限,乳晕乳头溢液证,
腋窝锁骨上下淋,乳房肿块位置形,
大小质地和边界,活动压痛表面情,
判断肿块粘连状,透光病理和超声。

注

检查乳房采取站立或仰卧位,完全暴露乳房,望诊乳房的形状、大小、对称性、有无凹陷或隆凸,乳头位置有无内缩或抬高,有无乳房表浅静脉血管扩张,有无乳房皮肤红肿,水肿,外伤肿以及橘皮样或湿疹样改变。

检查者应并指触诊(如抓捏因要提捏乳腺组织易误认为乳腺肿块),先按整个乳房,按内上,外下,内下,外上四象限顺序检查,再触摸乳晕部分,挤压乳头以检查有无溢液,要注意检查腋窝、锁骨上下区域的淋巴结情况。

触诊乳房肿块或淋巴结都注意其所在位置、形状、数目、大小、质地、边界、活动度、有无压痛及表面情况,并判断肿块或淋巴结有无粘连。

乳房的检查一般为:X光检查,病理学检查和超声检查。

第一节 乳 痈

附：乳发

乳痈寒热红肿脓，外感乳汁郁积痛，
肝胃郁热别乳痈，炎性乳岩暗紫红，
韧硬淋巴橘皮变，乳痈初脓溃后松。
乳痈气滞热壅堵，寒热脓肿脉弦数，
蒌蒡青陈银翘粉，栀皂公败板柴胡。
乳痈正虚邪恋证，托里消毒散可用。
热毒炽盛剧痛肿，体衰透脓散银公。
乳发肌肤腐坏烂，乳房坏疽蜂窝炎，
焮红漫肿严重痛，恶寒发热毛孔陷，
发黑溃腐高热渴，黄连解毒胆泻肝。
乳发火毒犀地汤，黄连解毒宫黄丸。

注

乳痈有恶寒发热的全身症状，乳房局部结块，红肿热痛，溃后流出稠厚脓液。

病因为外感，乳汁郁积(最常见)，肝胃郁热。

西医认为乳头破损，乳汁淤积，细菌沿淋巴管、乳管侵入乳房而感染所致。其致病菌为金黄色葡萄球菌，其次为白色葡萄球菌和大肠杆菌。

乳痈要同乳岩(炎性乳腺癌)相鉴别。炎性乳腺癌者病变局部皮肤暗红或紫红，肿胀增厚有韧硬感，同侧腋下淋巴结肿大质硬，患处毛孔深陷如橘皮样改变。

乳痈分成初期、成脓期和溃后期。

1. 乳痈属气滞热壅证则乳房结块，伴恶寒发热，乳房肿胀疼痛，脉弦数，治当疏肝清胃，通乳消肿，用瓜蒌牛蒡汤(全瓜蒌、牛蒡子、青皮、陈皮、金银花、连翘、天花粉、栀子、皂角刺、蒲公英、败酱草、板蓝根、柴胡)加减。

2. 乳痈属正虚邪恋证则溃后流脓清稀，脓水不断，愈合缓慢，或形成乳漏，全身乏力，面色少华，或低热不退，舌苔淡薄，脉弱，治宜益气和营托毒，用托里消毒散加减。

3. 乳痈属热毒炽盛证则红肿剧痛，肿块变软有应指感，或脓出不畅，红肿热痛不减，身热不退，有"传囊"现象，舌红苔黄，脉洪数，治当清热解毒，托里透脓，用透脓散加金银花、蒲公英、知母、生石膏等。

乳发是乳房肌肤腐坏溃烂的严重化脓性感染。相当于西医学的乳房坏疽或蜂窝组织炎。

表现为发病迅速，乳房皮肤焮红漫肿，严重疼痛，毛孔深陷，伴恶寒发热，2～3天后溃烂黑腐，更严重疼痛，伴高热口渴，治宜泻火解毒，用黄连解毒汤合龙胆泻肝汤加减。

如火毒内攻，则当清热解毒，凉血开窍，用犀角地黄汤合黄连解毒汤，安宫牛黄丸等。

第二节 粉刺性乳痈

粉刺乳痈浆胞侵，乳导管扩无细菌。
乳头溢液肿块瘘，鉴别炎性乳腺癌，
乳晕疖疮乳漏管，乳导管瘤乳衄病。

　　　　　肝经郁热红肿痛,柴胡清肝汤效真。
　　　　　正虚邪滞托里消,乳房漏管手术拯。

注

　　粉刺性乳痈是浆细胞浸润,乳腺导管扩张为病变基础的慢性非细菌性乳腺炎症性疾病。相当于西医学的浆细胞性乳腺炎。

　　粉刺性乳痈的症状表现为

　　1. 乳头溢液:流出浆液性、乳汁样、脓血性或血性液体,乳窍有粉刺样、油脂样分泌物、有臭味。

　　2. 乳房肿块、多在乳晕区,直径 3～10cm 或以上,刺痛或钝痛。

　　3. 乳瘘:瘘道中流出粉渣样物,形成与乳头相通的漏管。

　　粉刺性乳痈要同乳岩(炎性乳腺癌)、乳晕部疖痈、乳房部漏管和乳衄(乳腺导管内乳头状瘤)相鉴别。

　　治疗:

　　1. 粉刺性乳痈属肝经郁热证则乳头溢液或乳头凹陷,有粉刺样物,乳晕部结块红肿疼痛,伴发热,治当疏肝清热,活血消肿,用柴胡清肝汤加减。

　　2. 粉刺性乳痈属正虚邪滞证则脓肿自溃或久不收口,脓水淋漓或乳漏,时愈时发,局部肿块僵硬,当扶正托毒,用托里消毒散加减。

第三节　乳　　痨

　　　　　乳痨慢性化脓变,乳痰乳房结核患,
　　　　　初起成脓溃后期,粉刺乳痈乳岩辨。
　　　　　气滞痰凝苔腻胀,开郁散加消疬丸。
　　　　　乳痨正虚邪恋证,脓溃托里消毒散。
　　　　　阴虚痰热潮热瘦,六味地黄清骨散。

注

　　乳痨是乳房的慢性化脓性病变。如溃后脓液清稀如痰,又叫乳痰。

　　相当于西医学的乳房结核。

　　乳痨分为初起期、成脓期和溃后期 3 期。乳痨要同粉刺性乳痈和乳岩相鉴别。

　　1. 乳痨初期属气滞痰凝证者则乳房肿块形如梅李,不红不热,质地坚韧,不痛或微痛,胸胁胀满,苔薄腻,脉弦滑,治当疏肝解郁,滋阴化痰,用开郁散合消疬丸加减。

　　2. 乳痨中期成脓或溃后属正虚邪恋证则脓水稀薄或夹败絮状物质,久不敛口,或有窦道,面㿠神疲,乏力食少,治当托里透脓,用托里消毒散加减。

　　3. 乳痨后期溃脓证属阴虚痰热证则流脓稀薄。如败絮状,有窦道,久不愈合,伴潮热颧红,干咳消瘦,治当养肝清热,用六味地黄汤合清骨散加减。

第四节　乳漏(瘘)

　　　　　乳漏脓溃窦道成,脓水淋漓豆渣状。
　　　　　余毒未清潮湿脓,肿痛银花甘草汤。
　　　　　正虚毒恋苍白软,久脓托里消毒散。
　　　　　阴虚痰热潮热瘦,六味地黄清骨散。

注

乳漏是乳房部脓肿溃破后,久不收口而形成瘘道者,叫乳漏、乳瘘。乳漏特点疮口脓水淋漓,或杂流乳汁或豆腐渣样分泌物,经久不愈。

1. 乳漏属余毒未清证则疮口长流乳汁或脓水,经久不愈,局限性僵硬结块,周围皮肤潮湿浸淫,治当清热解毒,用银花甘草汤。

2. 乳漏属正虚毒恋证则疮面久流脓液,肉色不鲜,伴面色苍白无华,神疲软乏,当扶正托毒,用托里消毒散加减。

3. 乳漏属阴虚痰热证则脓如败絮,久不愈合,潮热颧红,干咳,消瘦,治当养阴清热,用六味地黄汤合清骨散加减。

第五节　乳　癖

乳癖乳腺增生患,区别乳岩易癌变。
气滞痰凝和血瘀,不硬活动包块见。
乳癖肝郁痰凝证,胀怒逍遥蒌贝散。
冲任失调倦乏软,二仙四物汤加减。
外敷白附鲜蟾皮,阳和解凝桂麝散。

注

乳癖是乳腺组织的即非炎症又非肿瘤的阳性增生性疾病。相当于西医学的乳腺增生疾患。要区别乳岩。有乳腺癌家庭史者易癌变。

因各种病因引起气滞、痰凝、血瘀而形成乳房包块。色块形态不一,大小不等,边界不清,质地不硬,活动度好。

1. 乳癖属肝郁痰凝证则乳房肿块质韧不坚,胀痛或刺痛,症状随喜怒消长,伴胸胁胀闷,烦躁易怒,治当疏肝解郁,化痰散结,用逍遥蒌贝散加减。

2. 乳癖属冲任失调证则乳房肿块随经期变化,腰酸乏力,神疲倦怠,肝经失调,当调摄冲任,用二仙汤合四物汤加减。

外敷白附子或鲜蟾皮,阳和解凝膏掺桂麝散。

第六节　乳　疬

乳疬男女疼痛块,乳晕扁圆形肿块,
边清活动质较硬,轻度压痛肿胀块,
男变女化发音高,面部无须臀部宽,
睾萎肝硬前列瘤,久用雌性激素变。
乳疬肝气郁结证,躁怒逍遥蒌贝散。
肾阳右归小金丹,肾阴左归小金丹。

注

乳疬是指男女儿童期或男性中老年期,在乳晕部出现疼痛性结块,叫乳疬。相当于西医学的乳房异常发育症。要和乳岩相区别。

乳疬的特点是:乳晕中有扁圆形肿块,边缘清楚,活动度好,肿块质地稍硬或较硬,有轻度压痛或自觉胀痛,可见于一侧或双侧,甚则乳房肥大。

少数患者的乳头有白色乳汁样分泌物,部分男性患者伴有女性化征象:如发音较高,面部无胡须,臀部宽阔,阴毛呈女性化分布征象。

中老年男性患者可伴有睾丸萎缩,肝硬化和前列腺肿瘤。以肝损害者为多见,久用雌性激素者也可发生乳疬。

1. 乳疬属肝气郁结证者则见乳房肿块疼痛,急躁易怒,治当疏肝散结,用逍遥蒌贝散加减。

2. 乳疬属肾阳虚证则面色无华,腰膝酸软,畏寒倦怠,用右归丸合小金丹。属肾阴虚者则头晕目眩,烦躁眠差,用左归丸合小金丹。

第七节 乳 核

乳核良性纤维瘤,边清质坚圆椭圆,
大小不一囊面光,活动度大无粘连。
又叫乳癖乳结核,区别乳癖和乳岩。
乳核肝郁逍遥散,痰瘀桃仁四物煎。

注

乳核是指乳腺小叶内纤维组织和腺上皮的良性肿瘤。相当于西医学的乳腺纤维瘤。

乳核的特点是边缘清楚,质地坚实,呈圆形或椭圆形,大小不一,表面光滑,活动度大,与周围组织无粘连,触诊常有滑脱感。常无疼痛,或轻微胀痛,与月经无关。

妊娠生长较快,应排除恶变的可能。乳核又叫"乳痞、乳中结核"。

乳核要与乳癖与乳岩相鉴别。

乳核属肝气郁结证者用逍遥散加减。

乳核属血瘀痰凝证用逍遥散再加桃仁四物汤。

第八节 乳 衄

乳衄大导管乳瘤,区别乳癖和乳岩。
肝火偏旺丹栀逍,脾虚归脾汤加减。

注

乳衄是指乳窍不时溢出少量血性液体,或在内衣上见到棕黄色血迹。

中医高等教材第九版所说的乳衄是指乳腺大导管内乳头状瘤溢出的血液。

乳衄要与乳癖和乳岩相鉴别。

1. 乳衄属肝火偏旺证者乳窍溢血,急躁胁胀,胸闷嗳气,口苦失眠,当疏肝解郁,凉血止血,用丹栀逍遥散加减。

2. 乳衄属脾虚失统证则乳窍溢血,面色无华,神疲倦怠,心悸少寐,纳呆舌淡,苔薄白,脉细,当健脾养血止血,用归脾汤加减。

第九节 乳 岩

乳岩坚硬表不平,推之不移边不清,
乳头溢血烂如莲,乳头内缩酒窝征,
橘皮水肿乳头高,烂深如岩边不整,

或者外翻如菜花,紫红血水臭难闻,

癌转腋锁淋巴大,消瘦苍白见恶病。

湿疹样癌炎性癌,区别乳癖核痨病。

乳癌肝郁痰凝患,神效瓜蒌开郁散。

冲任失调月经乱,二仙汤合开郁散。

正虚毒盛八珍汤,心悸萎靡面晦暗。

气血两亏参养荣,㿠白少气眩晕软。

乳癌脾胃虚弱患,理中参苓白术散。

注

乳岩是乳房部的恶性肿瘤。相当于西医学的乳腺癌。

乳岩特点是乳房肿块质地坚硬,表面凹凸不平,边界不清,与周围组织粘结盘牢,推之不移,按之不痛,或乳头溢血,晚期溃烂,如莲花,如菜花,乳头粘连内陷,见酒窝征,乳头皮肤如橘皮样水肿,或乳头高凸,或溃烂至深部如岩穴,边缘不整齐,或溃烂而外翻如菜花,时而渗流紫红色血水,恶臭难闻。

癌肿转移至腋窝或锁骨上可触及臖核(淋巴结肿大),可融合成团块,出现消瘦苍白,憔悴的恶病质。

乳岩还有炎性癌和湿疹样癌。炎性癌常发生在妊娠期和哺乳期,起病急,发展快,恶性程度极高。湿疹样癌较少见,早期似慢性湿疮,糜烂渗出或奇痒难忍,逐渐乳晕色紫而硬,乳头凹陷。后期溃烂,乳头蚀落,疮口凹陷,边缘坚硬。乳房内出现坚硬肿块。

乳岩要同乳癖、乳核和乳痨相鉴别。

1. 乳岩属肝郁痰凝证者,则乳房部肿块质硬而边界不清,抑郁或急躁,胸闷胁胀,经前乳胀或小腹胀,当疏肝解郁,化痰散结,用开郁散合神效瓜蒌散加减。

2. 乳岩属冲任失调证则乳房色块坚硬,经期紊乱,当调摄冲任,理气散结,用二仙汤合开郁散加减。

3. 乳岩属正虚毒盛证则乳房肿块扩大,溃后愈坚,渗流血水,精神萎靡,面色晦暗或苍白,纳呆,心悸失眠,舌紫或有瘀斑,治当调和气血,清热解毒,用八珍汤加半枝莲,白花蛇舌草,石见穿。

4. 乳岩属气血两亏证则乳癌晚期或手术,放化疗后,病人形体消瘦,面色萎黄或㿠白,头晕目眩,神倦乏力,少气懒言,当补益气血,宁心安神,用人参养荣汤加味。

5. 乳岩属脾胃虚弱证或放疗后,食欲不振,神疲肢软,恶心呕吐,肢肿倦怠,当健脾和胃,用理中汤或参苓白术散加减。

中成药用犀黄丸,醒消丸等。

口诀:

开郁散柴归白芍,香附白芥白茯苓,

全蝎白术炙甘草,再加天葵和郁金。

神效瓜蒌散当归,甘草乳饮黄酒斟。

注

开郁散:柴胡 当归 白芍 香附 白芥子 白茯苓 全蝎 白术 炙甘草 天葵 郁金。

神效瓜蒌散:瓜蒌 当归 甘草 没药 乳香 黄酒。

第八章　瘿

瘿病颈前甲状腺,吞咽而动任督管,
任督皆系于肝肾,冲任失调月经乱,
心悸多汗手震颤。理气解郁逍遥散,
血瘀桃红四物汤,海藻玉壶化痰坚,
调摄冲任右归饮,热痰柴胡清肝散。

注

瘿病是在颈前两侧的肿块,是甲状腺病的总称。本书有气瘿、肉瘿、瘿痈。

瘿的特点是:甲状腺部结块肿胀不硬或漫肿,或灼痛,色红疼痛,多数皮色不变,良性肿物可随吞咽而上下移动,或伴心悸多汗,妇女月经不调、闭经等。

瘿病包括西医学的单纯性甲状腺肿、甲状腺腺瘤,甲状腺囊肿、甲状腺癌,甲状腺炎等。

瘿在颈前属任脉所主,颈部有督脉的分支通过。任督两脉皆系于肝肾,肝肾经脉皆循喉咙,因此,为病则月经紊乱,心悸多汗,两手震颤等。瘿病肝郁气郁是病理,当消瘿散结,理气祛痰。

1. 瘿病急躁易怒,胸闷善太息者当理气解郁,用逍遥散。

2. 理气解郁,活血化瘀。瘿块坚硬,表面凹凸不平,舌紫暗,有瘀点瘀斑当活血化瘀,用桃红四物汤加减。

3. 化痰软坚。瘿块按之坚实或有囊性感,患处不红不热,有梅核气堵塞感,胸膈痞闷,月经不调,当化痰软坚,用海藻玉壶汤加减。

4. 调摄冲任。气瘿深肿,面色无华,腰酸肢冷,月经量少,色淡,或闭经,多因冲任不调,肾脏虚衰,用右归饮加减。

5. 清热化痰。颈部瘿块胀痛,发热舌红,苔黄,脉弦数,多为痰火郁结,用柴胡清肝汤加减。

第一节　气　瘿

气瘿单纯甲状肿,喜怒消长软无痛。
区别瘿痈和肉瘿,肝郁四海舒郁攻。

注

气瘿属单纯性甲状腺肿,颈部肿块柔软无痛,可随怒消长。要区别肉瘿(甲状腺肿瘤或囊肿)和瘿痈(急性或亚急性甲状腺炎)。

气瘿属肝郁气滞证则颈部肿块随喜怒消长,急躁易怒,善太息,当疏肝解郁,化痰软坚,用四海解郁丸加减。

孕妇哺乳期加菟丝子,枸杞等。

第二节　肉　瘿

肉瘿甲状瘤囊肿,柔韧圆团吞咽动。
巨大肉瘿气管移,心悸多汗手颤动,

多食瘦软大便溏,生长缓慢按不痛。

气滞痰凝苔腻滑,逍遥海藻玉壶攻。

气阴两虚躁怒汗,生脉海藻玉壶功。

注

肉瘿相当于西医学的甲状腺肿瘤或甲状腺囊肿。

肉瘿的临床特点是:颈前喉结一侧或两侧结块,柔韧圆如肉团,随吞咽动作上下移动,巨大肉瘿可压迫气管移位,部分患者伴有心悸多汗,手震颤,或多食消瘦、神疲软乏、便溏。多数肉瘿生长缓慢,按之不痛。少数癌变。

要鉴别甲状腺舌骨囊肿(肿块在颈部正中,常位置更低,低在胸锁关节上方,多数不随吞咽上下移动,但随伸舌动作上下移动)。

1. 肉瘿属气滞痰凝证则颈前肿块随吞咽动作上下移动,苔腻,脉弦滑。大者可出现呼吸困难或吞咽不利,治当理气解郁,化痰软坚,用逍遥散合海藻玉壶汤加减。

2. 肉瘿气阴两虚证则颈前肿块随吞咽动作上下移动,常伴急躁易怒,心悸多汗,多食消瘦,手震颤,月经不调,治当益气养阴,软坚散结,用生脉散合海藻玉壶汤加减。

第三节 瘿痈

瘿痈风热风湿犯,甲状腺发各种炎,

颈结块灼红肿痛,发热头痛颤悸烦。

瘿痈炎症少脓变,表证疏风清热痰,

风热痰凝牛蒡解,气滞痰凝柴疏肝,

阳虚痰凝阳和汤,肝郁化火柴清肝。

注

瘿痈是喉结两侧炎症性肿块性疾病,叫瘿痈,是瘿病的一种。

因此要同颈痈和锁喉痈相鉴别。

瘿痈相当于西医学的亚急性甲状腺炎、病毒性甲状腺炎,肉芽肿性甲状腺炎,巨细胞性甲状腺炎。但诸般炎症,很少发生化脓性病变。

瘿痈的临床特征是颈中两侧结块皮色不变,微有灼热红肿疼痛,疼痛牵引至耳后、颈部,常伴发热、恶寒,头痛,双手颤抖,心悸心烦等症,但较少化脓性变化。

1. 瘿痈属风热痰凝证有上述症状,再伴有恶寒发热,咽干口渴,苔薄黄,脉浮数或滑数,治当疏风清热化痰,有表证,用牛蒡解肌汤加减。

2. 瘿痈属气滞痰凝证则颈前肿块坚实,轻度作胀,痛连颌下,耳后或枕部,喉中梗塞感,痰多,苔黄腻,脉弦滑,无表证治当疏肝理气,化痰散结,用柴胡疏肝散加减。

表证明显者用牛蒡解肌汤,表证消失后用柴胡清肝汤。

3. 瘿痈属阳虚痰凝证则颈前结块紧束而有压迫感,畏寒肢冷,面目浮肿,纳呆胀满,下肢沉重,尿清长,无表证,治当温阳散寒,化痰行滞,用阳和汤加减。

4. 瘿瘤属肝郁化火证则颈前结块肿痛,胸闷不解,急躁易怒,口苦咽干,胸胁胀痛,(无表证)宜清肝泻火解郁,用柴胡清肝汤加减。

附:桥本甲状腺炎

桥本免疫慢淋甲,二到三倍正常大,

光滑坚韧橡皮弹,粘连呼吸吞咽难。

初期 T_3、T_4 高，逐渐 TSH 升高，
过氯酸钾释放阳，白蛋白降丙球高。
肝郁气滞柴疏肝，气阴两虚生脉散。
血瘀痰结桃红物，脾肾阳和肾气丸。
甲减服用甲腺素，甲亢抗甲状腺除。

注

桥本甲状腺炎又叫慢性淋巴细胞性甲状腺炎，简称桥甲炎、桥本病，是一种自体免疫性疾病。桥甲炎的特点是甲状腺弥漫性肿大，约为正常甲状腺的 2～3 倍般大，表面光滑，质地坚硬有弹性如橡皮，如纤维化则坚硬如石，与周围组织粘连而出现呼吸困难，吞咽困难。

桥本病初期 T_3、T_4 轻度升高，逐渐 T_3、T_4 降低而 TSH 升高，过氯酸钾释放试验阳性，血清白蛋白下降，丙种球蛋白升高。

1. 桥本病因肝郁气滞则颈前肿块随吞咽上下活动，咽喉有梗阻感，抑郁胸闷不舒，月经不调，治当疏肝理气，软坚散结，用柴胡疏肝散加减。

2. 桥本病因气阴两虚则见颈前肿块、眼突、疲乏气短，心悸多汗，易怒口渴，舌红苔少，脉细数无力，当益气养阴，化痰散结，用生脉散加减。

3. 桥本病因血瘀痰结则颈前肿块坚硬，咽中堵塞感、有压迫感，纳差便溏，舌质暗或有瘀斑，当活血祛瘀，化痰散结，用桃红四物汤加减。

4. 桥本病因脾肾阳虚则颈前肿块坚硬，咽部有梗阻感或压迫感，形寒肢冷，神疲懒言，头面及四肢浮肿，纳差腹胀，腰膝酸软，女子月经不调，舌质胖嫩，舌边有齿痕，苔白，脉沉细弱，当温补脾胃，散寒化瘀，用阳和汤合金匮肾气丸加减。

甲减服甲状腺素，甲亢给予抗甲状腺治疗。

第四节 石 瘿

石瘿癌证推不动，吞咽困难有疼痛。
喉头移位吞呼难，颈静怒张脸浮肿。
石瘿痰瘀坚硬凸，海藻玉壶桃红物。
瘀热伤阴通窍活，再加养阴清肺著。

注

石瘿由气郁湿痰、瘀血凝滞而成。石瘿是瘿病坚硬如石推之不移者，为颈部的恶性肿瘤，表现为颈中多年肿块，突然迅速增大，两侧结块坚硬如石，高低不平，推之不移，不随吞咽动作上下移动，有疼痛，重者喉头移位压迫喉部神经，吞咽呼吸都困难。颈部静脉受压时，可有颈静脉怒张和面部浮肿。

1. 石瘿属痰瘀内结证则颈部肿块坚硬如石，高低凹凸不平，推之不移，治当解郁化痰，活血消坚，用海藻玉壶汤合桃红四物汤加减。

2. 石瘿属痰瘀伤阴证则石瘿晚期，或溃破流出血水，或颈部发现转移性肿块，声音嘶哑，形体消瘦，舌紫暗或有瘀斑，治当化瘀散结，和营养阴，用通窍活血汤合养阴清肺汤加减。

气阴两虚用黄芪鳖甲汤加减。以上各方都可加白花蛇舌草，三棱，莪术，石见穿。但中药疗效不好者宜早手术。

第九章　瘤、岩

瘤岩瘀痰浊气留,气血筋骨肉脂瘤。
癌硬凹凸推不移,溃烂臭痛翻花瘤。
扶正祛邪标本缓,局部整体结合辨。
瘤岩气郁痰凝犯,通气散坚开郁散。
瘤岩寒痰凝结患,阳和汤加万灵丹。
瘤岩气滞血瘀患,散肿溃坚活血散。
散肿溃坚汤升麻,柴归芍草桔龙胆,
昆布三棱瓜蒌根,菖翘知母黄柏连。
活血散瘀桃芍归,苏军芎枳蒌槟丹。
岩瘤毒热蕴结患,连解当归芦荟丸。
瘤岩正虚邪实伤,消肿溃坚保元汤。
岩瘤外敷冲和膏,阳和解凝金黄膏,
阴毒阳毒内消散,紫金生肌玉红膏。
红灵升丹桂麝散。小金蟾酥新癀片。

注

瘤、岩是瘀血,痰滞,浊气停留于机体组织而产生结块。《医宗金鉴·外科心法要诀》分为六种:气瘤,血瘤,筋瘤,肉瘤,骨瘤,脂瘤。

相当于西医学的部分体表良性肿瘤。中医文献把内脏肿瘤归属于癥瘕范畴。

岩是体表的恶性肿物的统称,是外科疾病中最凶险者。岩的特点是质地坚硬,表面凹凸不平如岩,皮色不变,推之不移,溃烂后如翻花石榴,或如荷花翻凸凹状,色紫恶臭,剧痛难忍,难以治愈,预后不良,故有绝症之称。

治疗瘤、岩用手术、放疗、化疗、生物治疗和中医药治疗等方法。中医治疗要扶正与祛邪相统一,标本缓急兼顾,局部与整体相结合。

1. 瘤、岩属气郁痰凝证用开郁散合通气散坚丸加减。

2. 瘤、岩属寒痰凝滞证用阳和汤合万灵丹加减。

3. 瘤、岩气滞血瘀证用散肿溃坚汤合活血散瘀汤加减。

散肿溃坚汤:升麻、柴胡、归尾、白芍、甘草、桔梗、龙胆草、昆布、三棱、瓜蒌根、葛根、连翘、知母、黄芩、黄柏、黄连

活血散瘀汤:桃仁、赤芍、归尾、苏木、大黄(军)、川芎、麸炒枳壳、瓜蒌仁、槟榔、丹皮。

4. 瘤、岩属毒热蕴结证用黄连解毒汤合当归芦荟丸。

5. 瘤、岩属正虚邪实证用消肿溃坚汤合保元汤加减。

6. 外用敷药:冲和膏、阳和解凝膏、金黄膏,阴毒内消散,紫金锭、生肌玉红膏、红灵丹、红升丹、桂麝散、小金丸、蟾酥丸、新癀片等,视病情而选用。

第一节 血　瘤

血瘤心肾火毒患,地黄芩连二母丸:

四物羚羊蒲黄草,生地侧柏地骨餐。

血瘤肝火丹栀消,再加清肝芦荟丸。

血瘤脾失统血证,顺气归脾丸加减。

血瘤活血散瘀汤:白芍当归苏木丹,

桃仁大黄瓜蒌仁,川芎槟榔疗效赞。

外敷清凉藤黄膏,五妙水仙膏搽验。

(血瘤注射消痔灵,配合普鲁卡因掺)。

注

血瘤分为毛细血管瘤和海绵状血管瘤。血瘤多由心火妄动,逼血入络,血行失常,瘀阻脉络,扩张纵横丛集而成。常在出生后弥月前后出现,血瘤的大小随年龄增长。

1. 血瘤属心肾火毒证则血瘤大小不一,色红,边界不清,不痛不痒,伴面赤口渴,口舌生疮,尿黄便干,治当清火凉血,散瘀消肿,用凉血地黄汤合芩连二母丸(黄芩、黄连、贝母、知母、白芍、当归、熟地、川芎、羚羊角、蒲黄、甘草、生地、侧柏叶、地骨皮),或用活血散瘀汤。

2. 血瘤属肝经火旺证则伴心烦易怒,口苦咽干,当清肝泻火解毒,用丹栀逍遥散合清肝芦荟丸加减。

3. 血瘤属脾失统血证则伴纳呆便溏,当健脾化湿解毒,用顺气归脾丸加减,或五妙水仙膏外搽,有效验。

近年来,用消痔灵注射液与1%普鲁卡因按1:1掺配混合对瘤体注射,取得较好效果(见《中医外科学》高等教材1986年版,第102页)。另见石惠颖、冷洪岩所著《中药学四易歌诀》中的"水蛭"条之注释。

第二节　肉瘤　脂肪瘤

肉瘤脂肪组织生,软绵如馒可移行,

中医肉瘤是良性,西医肉瘤是癌病。

气痰化坚二陈丸,再加十全流气饮。

脂瘤粉瘤脓瘤同,手术摘除最可行。

注

肉瘤是脂肪组织增生而成的肿瘤,柔软如绵,肿形如馒,推之可移动。

中医肉瘤是指发生于皮里膜外,由脂肪组织过度增生而形成的良性肿瘤。

西医学中的肉瘤是恶性肿瘤,如脂肪肉瘤、纤维肉瘤等。中医和西医有本质区别。

中医肉瘤要同气瘤相区别。

肉瘤因气郁痰凝则肿块单个或多个,大小不一,瘤软可推移,皮色不变,生长缓慢,治当理气健脾,化痰散结,治用化坚二陈丸合十全流气饮加减。

脂瘤(此名不指脂肪瘤)是一种粉瘤,又称脓瘤,以四肢、面颈部为多见,以腕、踝关节部最多,治宜散肿破坚,祛寒化痰,凉营活血,抑火滋阴。不过,治脂瘤的药难奏效,以手术为好。

第三节　失　荣

> 失荣颈前耳旁生,憔悴消瘦失荣征,
> 颈部原发转移癌。郁痰初期肿胀疼,
> 化坚二陈开郁散,中期阴毒结聚证,
> 寒冷便溏阳和汤。中期和营散坚丸,
> 后期瘀毒化热证,连解化坚二陈丸,
> 失荣后期气虚损,四妙汤再加八珍。
> 各期可用小金丹,蜈蝎蜂房藻蚕昆。

注

失荣是生于颈前或耳前或耳后的一类岩证,症见面容憔悴,形体消瘦,如枯枝皮焦,失去荣华者,故名失荣。失荣的特点是:颈部肿块,坚硬如石,身体消瘦。

失荣相当于西医学的颈前原发性恶性肿瘤和转移性恶性肿瘤。

失荣初期为气郁痰凝证,痰瘀互结,治宜解郁化痰、活血散结,用开郁散合化坚二陈汤治之。

中期阴毒结聚证,兼见畏寒肢冷,纳呆便溏宜攻补兼施,用阳和汤加减。

后期气血亏损衰败,兼见久流腐臭血水,不能愈合,肉芽苍白水肿,或低热乏力,消瘦舌淡,苔白或无苔,脉细,宜补益为主,用八珍汤合四妙汤加减。

各期都可加用小金丹、蜈蚣、全蝎、蜂房、僵蚕、海藻、昆布,以加强疗效。

第四节　肾岩翻花

> 肾岩翻花阴茎癌,尖锐湿疣包皮长,
> 阴茎白斑如瘤状。后期整个阴茎伤。
> 湿毒瘀结尿不畅,三妙消肿溃坚汤,
> 郁痰散肿溃坚汤:升柴昆胆连柏芩,
> 归芍桔葛莲蛇棱。中期火毒炽盛证,
> 胆泻四妙勇安汤。阴火潮热消瘦软,
> 大补阴知柏地黄,虚火知柏地黄安。
> 后期当归补血汤,再加香砂六君煎。
> 各期可加枯荄蚕,海藻蛇草昆枝莲。

注

肾岩翻花是阴茎头部的恶性肿瘤。阴茎为男子外肾,岩肿生于阴茎,故叫"肾岩"。西医学认为:尖锐湿疣,包皮过长而污垢滞留,阴茎白斑,乳头状瘤等,可诱发肾岩。

除要鉴别以上病变外,还要鉴别阴茎结核。

1. 肾岩属湿毒瘀结证,症见患处丘疹或菜花样结节,逐渐长大,溃流血水,腹股沟淋巴结肿大,畏寒乏力,尿不畅,尿道涩痛,治当利湿泻浊,化瘀解毒,用三妙丸合散肿溃坚汤(升麻、柴胡、昆布、龙胆、黄连、黄柏、黄芩,当归、赤芍、桔梗、葛根、半枝莲、白花蛇舌草、三棱)。

2. 肾岩属火毒炽盛证则患处红肿胀痛,溃后状如翻花,渗出物臭秽难闻,伴发热口苦,便秘,当清热泻火,消肿解毒,用龙胆泻肝汤合四妙勇安汤加减。

3. 肾岩属阴虚火旺证则在肾岩手术、放化疗或晚期病变见阴茎溃烂脱落,伴口渴咽干,疲乏无力,五心烦热,身体消瘦,舌红少苔,脉细数,治当滋阴壮水,清热解毒,用大补阴丸合知柏地黄汤加减。

肾岩外敷五五丹或千金散,红灵丹。西药用博来霉素或 5 - 氟尿嘧啶。

此岩各期都加用夏枯草、莪术、僵蚕、海藻、白花蛇舌草、昆布、半枝莲等。

癌症用药概览

口诀

抗肿瘤莪长春花,白英枝莲轻硇砂,
二葵喜树农蜂斑,梨慈蛇莓黄独茶,
蛇草宫钱冬凌草,星半藻昆夜明砂,
鹤蟾硝矾核郁漆,公英苦参红豆杉,
鬼箭羽和石见穿,除痰软坚活血加。

注

抗肿瘤的中药有:莪术(治宫颈癌较好)、长春花、白英、半枝莲、轻粉、硇砂、天葵子、冬葵子、喜树、农吉利(治皮肤癌较好)、蜂房、斑蝥(治肝癌较好)、藤犁根、山慈菇、蛇莓、黄独、九节茶、白花蛇舌草(治消化系尤以胃癌、直肠癌较好,干品用量宜在 60 ~ 500 克较当)、守宫、马钱子、冬凌草(治上消化道癌较好)、南星、半夏、海藻、昆布、夜明砂、仙鹤草、蟾酥、火硝、白矾、核桃青皮及枝与青叶、郁金、干漆、五灵脂、大黄、甘遂、大戟、芫花等,及活血化瘀、软坚除痰的药物,如白芥子、莱菔子等,清热解毒及疮痈肿毒药物如蒲公英根、苦参、牛黄等药物,经过准确辨证,恰当配伍,都能较有效的用治各种癌证。

口诀

攻癌猛丸杏翘军,桃仁槐角花川连,
蜂房轻粉三十克,做成蜜丸服五天。

注:此诀介绍一个攻癌猛丸处方:杏仁 10 克,连翘 10 克,大黄 10 克,桃仁 10 克,槐角 10 克,槐花 10 克,川连 10 克,蜂房 15 克,轻粉 30 克等组成攻癌猛丸(5 天服完,每日 2 次),用治软腭肉瘤,连服半月(3 剂)后从口中脱落而出。

附:

1. 气瘤

瘤是瘀血痰浊患,气瘤肤肿按浮软,
方用十全流气饮,通气散坚荷粉南,
参归芎蒲桔贝草,藻苓陈芩枳附半。
十全流气二皮草,乌附归芎芍苓枣。
外敷消瘤二反膏,等份遂戟芫花草。

注

中医认为,瘤有气瘤、筋瘤、肉瘤、血瘤(红丝瘤)、脂瘤、胎瘤、胶瘤、发瘤、肠瘤、脊瘤等类型,瘤多是良性,岩是恶性。岩有舌菌、失荣、乳岩、肾岩翻花等古籍名。

第九章　瘤、岩

瘤与癌(岩)多因瘀血、痰饮、浊气等聚结留滞所致。

气瘤自皮肤肿起,按之浮软,用十全流气饮(青皮、陈皮、甘草、当归、川芎、白芍、赤苓、乌药、香附、大枣、生姜),或用通气散坚丸(荷叶煎汁供和丸用,花粉、胆南星、人参、当归、川芎、石菖蒲、桔梗、贝母、甘草、海藻、白茯苓、陈皮、黄芩、枳壳、香附、半夏)。

外敷消瘤二反膏(甘遂、大戟、芫花、甘草、等份,研粉,用醋或姜汁调敷)。注意此处带点字在口诀中的缩略,理解气瘤当行气就能掌握好。

2. 骨瘤

> 骨瘤琥珀黑龙丹:血竭京墨灵脂南,
> 海带海藻木香麝。骨瘤调元肾气丸:
> 六味参麦归知柏,二骨砂木鹿胶餐。
> 骨瘤六军蜈蚣蝎,明砂山甲蝉壳蚕。

注

骨瘤是骨组织局限性肿大而成的肿瘤,其特点是疙瘩叠起,坚硬如石,紧附于骨,推之不移。

琥珀黑龙丹由琥珀、血竭、京墨、五灵脂、姜炒南星、海带、海藻、云木香、麝香组成。

调元肾气丸由六味地黄丸加人参、麦冬、当归、知母、黄柏、地骨皮、龙骨、砂仁、云木香、鹿角胶组成。

六军丸由蜈蚣、全蝎、夜明砂、山甲珠、蝉壳、僵蚕组成。

恶性骨瘤应手术,但多预后不良。

3. 舌菌

> 舌菌心脾火郁成,导赤黄连山豆根。
> 脾胃火毒黄连解,慈菇豆根苓茵陈。
> 阴虚火炽知柏地,气血两虚归脾斟。

注

舌菌是舌部癌证(在中医学用词中,岩、巖、嵒、癌四字通用),形状似菌故名。

可能因为口腔黏膜白斑、卫生不良、经久不愈的溃疡、假牙等长期慢性刺激而诱发。

舌菌属心脾火郁者,治用导赤散加黄连、山豆根。

属脾胃火毒者,治用黄连解毒汤加山慈菇、茵陈、茯苓、山豆根。

舌菌属阴虚火炽者用知柏地黄丸。舌菌属气血两虚者用归脾汤化裁。

4. 茧唇

> 茧唇心脾火炽成,清凉甘露蝎豆根,
> 银柴茵枳犀麦草,斛知杷叶生地芩。
> 脾胃实热凉膈散;相火知柏地黄宁。

注

茧唇是生于口唇部位的肿块,形如蚕茧故名茧唇,是唇部的一种恶性肿瘤。

茧唇特点是:初起下唇无疼痛,呈局限性硬结,或似乳头,草状突出,溃烂后翻花如杨梅。发病与长期吸烟、口唇白斑、唇炎经久不愈、赘疣、唇皮皲裂等有关。

茧唇属心脾火炽者治用清凉甘露饮(银柴胡、茵陈、枳壳、犀角、麦冬、甘草、知母、石斛、枇杷叶、生地、黄芩)加全蝎、山豆根。

茧唇属脾胃实热者宜用凉膈散化裁。茧唇属相火上炎者,用知柏地黄丸化裁。

第十章　皮肤及性传播疾病

一、病因病机、常见症状及皮肤病性质

> 皮肤两千多种病,性病五十多种病。
> 风湿热虫毒血瘀,血虚风燥肝肾损。
> 痒痛灼热蚁行麻,原发皮损斑丘疹,
> 风团结节脓疱疹,继发皮损藓抓痕,
> 鳞屑萎烂溃疡痂,皲裂瘢痕色素沉。
> 急性皮肤肺脾心,慢性皮病因肝肾。

注

1. 病因病机:

目前皮肤病有 2000 多种,性病有 50 多种。

外因主要为风、湿、热、虫毒等。内因主要为血瘀,血虚风燥和肝肾亏损。

2. 皮肤病的常见症状为:

自觉症状为:瘙痒,疼痛,灼热感、蚁行感和麻木感。

他觉症状为:①原发性皮损:斑疹、丘疹、风团、结节、脓疱、疱疹等。

②继发性皮损:苔藓样改变,抓痕,鳞屑,萎缩,糜烂,溃疡,痂,皲裂,瘢痕和色素沉着。

3. 皮肤病的性质分急、慢性皮肤病两类。

①急性皮肤病如红斑、丘疹、疱疹、风团、结节、脓疱等、可见糜烂、渗液、鳞屑等继发性皮损,病因多为风、湿、热、虫毒,急发性皮肤病以实证为主,多责之于肺脾心。

②慢性皮肤病如苔藓样改变,色素沉着,皲裂,脱屑,萎缩,脱发,指、趾甲改变,多因血瘀或营血不足等,慢性皮肤病以虚为主,多责之于肝、肾,肝肾亏损,冲任失调所致。

二、皮肤病内治法

> 皮肤风热祛风清,银翘消风桑菊饮,
> 风寒麻黄麻桂半,祛风胜湿独寄生。
> 驱风潜镇疣病癣,虫类重镇天钩饮。
> 清热解毒实热证,连解五味消毒饮。
> 清热凉血犀地汤,化斑解毒实热证。
> 祛湿暑湿和湿热,茵陈胆泻草薢渗。
> 除湿胃苓汤脾湿,滋阴除湿湿伤阴。
> 皮肤血虚风燥证,四物汤或当归饮。
> 血热风燥皮肤病,凉血通窍血府逐。
> 寒湿阻络独寄汤,当归四逆疗效著。
> 皮肤寒凝皮痹证,阳和独活寄生汤。
> 皮肤痰核消痰坚,要用海藻玉壶汤。
> 瘀阻结块皮肤病,要选活血散瘀汤。

肝肾阴虚虚热证,大补阴知柏地黄。

脾肾阳虚当温补,肾气右归丸效强。

注

1. 祛风法

(1)风热引起的皮肤病要用疏风清热法,选银翘散,消风散或桑菊饮。

(2)风寒引起的皮肤病应疏风散寒,用麻黄汤,桂枝麻黄各半汤。

(3)风湿引起的皮肤病应祛风胜湿,用独活寄生汤。

(4)风邪久羁、顽癣类、疣类或血虚肝热引起的皮肤病,用驱风潜镇法,常用天麻钩藤饮加虫药或潜镇药物。

2. 清热法

(1)实热引起的皮肤病应清热解毒,用黄连解毒汤、五味消毒饮。

(2)血热引起的皮肤病应清热凉血,用犀角地黄汤,化斑解毒汤。

3. 祛湿法

(1)湿热或暑湿引起的皮肤病应清热利湿,用茵陈蒿汤、龙胆泻肝汤、草薢渗湿汤。

(2)脾湿引起的皮肤病应健脾化湿,如除湿胃苓汤。

(3)皮肤病属渗利伤阴者应滋阴除湿,用滋阴除湿汤。

4. 润燥法

(1)皮肤病属血虚风燥证应养血润燥,用四物汤,当归饮等。

(2)皮肤病属血热风燥者应凉血润燥,用凉血消风散。

5. 活血法

(1)皮肤病属气滞血瘀证应理气活血,用桃红四物汤。

(2)皮肤病因瘀血凝滞者应活血化瘀,用通窍活血汤,血府逐瘀汤。

6. 温通法

(1)皮肤病因寒湿阻络证应温阳通络,用当归四逆汤,独活寄生汤。

(2)皮肤病因寒凝皮痹证应通络除痹,用阳和汤,独活寄生汤。

7. 软坚法

(1)皮肤病属痰核证者应消痰软坚,用海藻玉壶汤。

(2)皮肤病属瘀阻结块证应活血软坚,用活血散瘀汤。

8. 补肾法

(1)皮肤病属肝肾阴虚证或阴虚内热证者应滋阴降火,用知柏地黄汤。

(2)皮肤病属脾肾阳虚证者应温补肾阳,用肾气丸或右归丸。

三、皮肤病外治法

皮肤溶液湿敷洗,清洁热毒痒肿敛,

硼酸盐水蒸馏水,急性红肿溃疡烂。

粉剂保护又止痒,蒸发干燥吸收炎。

洗剂清凉又止痒,保护干燥消毒斑。

酊剂刺激色素长,杀菌止痒和收敛,

活血消肿溶皮脂。油剂润肤又收敛,

润泽保护软痂皮。软膏去痂皲裂癣,

杀菌止痒又去痂,润滑保护皮损痊。

注意不用过敏者,皮肤薄嫩急性烂。

注

皮肤病用外治法特别重要。

1. 溶液用于湿敷和熏洗,能清洁、清热解毒、止痒消肿,收敛等。有硼酸溶液,生理盐水和蒸馏水等。治疗急性红肿,渗出糜烂的皮损或浅表溃疡等。

2. 粉剂又名散剂,有保护皮肤、止痒、蒸发、干燥、吸收等作用。对无渗液的急性或亚急性皮炎较宜。

3. 洗剂能清凉止痒、保护、干燥、解毒消斑。适应证同粉剂。

4. 酊剂能刺激色素生长,杀菌止痒,收敛皮损或溃疡,活血消肿,溶解皮脂等。

5. 油剂能润泽皮肤,止痒收敛,软化痂皮,保护创面。

6. 软膏治皲裂和苔藓样病变,杀菌止痒,去痂润滑,保护皮损。

使用外用药物不能治急性炎症性皮肤病,破皮糜烂者及分泌物和渗出物较多者,面部,外阴和婴儿皮肤薄嫩处注意寒冷冬季使用情况以防过敏等。

第一节 热 疮

热疮交界处疱疹,皮肤发紧灼疼痒,
眼痒热痛还怕冷,辨别黄水蛇窜疮,
单纯疱疹病毒症。肺热疮肿辛夷清。
湿热下注龙胆泻,增液汤治虚热证,

注

茧唇是发热后或高热过程中所发生在皮肤黏膜交界处的一种急性皮肤病。症见患处皮肤发紧,烧灼,疼痛感,刺痒疼痛,发热怕冷等。

茧唇要鉴别黄水疮和蛇串疮。茧唇相当于西医学的单纯疱疹病毒。

蛇串疮是发生于皮肤上的成簇或成串水疱,痛如火燎的急性疱疹性皮肤病,多为红斑水疱,累累如串珠,缠腰而发者名缠腰丹,又名火带疮或蛇丹。也有成团成簇发生的。

另有一种叫"蜘蛛疮"的,表现为突然发生,集簇性水疱,排列成带状,沿一侧周围神经分布区出现,极痛带刺痛,有的如触电样麻痒刺痛。

黄水疮初起的是水疱,继而成脓疱,呈灰黄色。此类病宜服药至彻底以防复发。

热疮和蛇串疮为湿热蕴聚于肝胆经而发病,故治当清肝火、利湿热。

1. 热疮属湿热下注所致者用龙胆泻肝汤加紫草、马齿苋、板蓝根。

2. 热疮属风热所致肺胃热盛证者宜疏散风热,用辛夷清肺饮,或竹叶石膏汤。

3. 热疮属阴虚内热者宜增液汤加紫草、马齿苋、板蓝根、生苡仁等治之。

第二节 蛇 串 疮

蛇串疮肝经郁热犯,龙胆泻肝紫马板。
脾湿除湿胃苓汤,滞瘀桃红物柴肝。

注

蛇串疮相当于西医学的带状疱疹。蛇串疮是发生于皮肤上的成簇或成串的水疱,痛如火燎的急性疱疹性皮肤病,多为红斑水疱,累累如串珠,缠腰而发者名缠腰丹,又名火带疮或蛇丹。

也有成团成簇发生的。

另有一种叫"蜘蛛疮"的,表现为突然发生,集簇性水疱,排列成带状,沿一侧周围神经分布区出现,极痛带刺痛,有的如触电样麻痒刺痛。此类病宜服药至彻底,以防复发,防遗留后遗神经痛。

蛇串疮属湿热蕴聚于肝经郁热而发病者,治当清肝火、利湿热解毒,用龙胆泻肝汤加紫草、马齿苋、板蓝根。

蛇串疮属脾虚湿蕴者则食少腹胀,便溏,当健脾利湿,解毒止痛,用除湿胃苓汤。

蛇串疮属气滞血瘀者则局部疼痛,舌黯,苔白,脉弦细,当理气活血,通络止痛,用桃红四物汤合柴胡疏肝散加减。

蛇串疮要与热疮相区别。

第三节　疣

疣目又叫寻常疣,风热血燥治瘊方:
乌牛仲甲二活术,桃红小豆熟地黄。
疣目湿热血瘀患,大青紫瓜败苡丹。
扁瘊风热蕴结证,马紫大青败贝板。
热瘀桃红物黄芪,苡马紫草浙贝板。

注

此第三节的疣不要同第二十八节的尖锐湿疣相混淆。

疣要同扁平苔藓、鸡眼、胼胝相区别。

疣是人类乳头瘤病毒(HPV)感染引起的表皮良性赘生物。疣目相当于西医学的寻常疣。多发于儿童及青年。

1. 疣目属风热血燥证则疣目结节如豆坚硬,大小不一,高出皮肤,或黄或红,舌红,苔薄,脉弦数,治当养血活血,清热解毒,用治瘊方(首乌,牛膝,杜仲,炮甲珠,羌活,独活,白术,桃仁,红花,赤小豆,熟地黄)加板蓝根、夏枯草。

2. 疣目属湿热血瘀证者则疣目结节疏松,灰色或褐色,舌暗红,苔薄,脉细,治当清化湿热,活血化瘀,用马齿苋合剂(大青叶,紫草,冬瓜仁,败酱草,薏苡仁,丹皮)加减。

3. 扁瘊属风热蕴结证则皮疹淡红,痒或不痒,口干不欲饮,舌红,当疏风清热,解毒散结,用马齿苋合剂加木贼草、浙贝母,板蓝根,郁金。

4. 扁瘊属热瘀互结证则病程已久,皮疹暗红或黄褐色,不痒不痛,舌红或黯红,当活血化瘀,清热散结,用桃红四物汤加黄芪,薏苡仁,马齿苋,紫草,浙贝母,板蓝根。

第四节　风　热　疮

风热疮如玫瑰痒,圆椭圆红鳞屑状。
鉴别圆癣白癜疠。风热蕴肤消风散。
风热血燥鳞屑红,牛丹凉血消风散。
知膏生地蒺藜草,苦参蝉壳归荆芥。

注

风热疮是一种斑疹,色红如玫瑰,脱屑如糠,瘙痒,又叫风痒,是一种急性自限性皮肤病。皮损约指甲般大小,呈圆形或椭圆形,淡红色或黄红色鳞屑状斑。

风热疮要与圆癣,紫白癜风和白疕相区别。

1. 风热疮属风热蕴肤者则皮损圆,椭圆形,淡红色斑片,糠状鳞屑,心烦口渴,便秘尿黄,当疏风清热止痒,用消风散加僵蚕,紫荆皮。痒甚加地肤子,白鲜皮。

2. 风热疮属风热血燥证则呈红色斑片,鳞屑较多,皮损范围较大,痒甚,当清热凉血,养血润燥,用水牛角粉,牡丹皮加凉血消风散

第五节 黄 水 疮

黄水疮传染脓病,滴脓天疱脓疱疮。
红斑水疱变脓疱。区别水痘脓窝疮。
暑湿热蕴清暑汤,马齿栀芩连藿香。
脾虚湿滞黄水疮,参苓术散瓜藿香。

注

黄水疮是一种发生于皮肤有传染性的化脓性皮肤病,又叫滴脓疮、天疱疮等。相当于西医学的脓疱疮。症见皮损初起红斑,或为水疱,如豌豆般大小,过1~2天后,水疱变为脓疱,溃流黄水,干燥后结痂,痂脱而愈,不留疤痕。

黄水疮要同水痘、脓窝疮相区别。

1. 黄水疮属暑湿热蕴结证则皮疹多,脓疱密集,色黄,四周有红晕,糜烂而鲜红,或发热,多伴有口干、便干、尿黄,当清暑利湿解毒,用清暑汤加马齿苋、栀子、黄芩、黄连、藿香。

2. 黄水疮属脾虚湿滞证则皮疹少,脓疱稀疏,色淡黄或淡白,伴食少便溏,面色不华,当健脾渗湿,用参苓白术散加冬瓜仁,广藿香。

第六节 癣

癣是真菌皮肤病,圆癣肥疮白秃疮,
鹅掌脚气紫白癜。区别头手部湿疮,
白疕白癜白屑风,掌跖角化风热疮。
肥疮鹅掌脚湿气,风湿毒聚消风散。
湿热草薢瘀五神,湿热并重胆泻肝。
鹅掌浸泡藿香醋,黄精大黄和皂矾。

注

癣是皮肤浅表部位的真菌性皮肤病。有圆癣(相当于西医学的体癣)、肥疮(相当于西医学的黄癣)、白秃疮(相当于西医学的白癣)、鹅掌风(相当于西医学的手癣)、紫白癜风(相当于西医学的花斑癣/汗斑)、湿脚气(相当于西医学的足癣)。

诊断癣要同以下病相区别:头部湿疮,手足湿疮、白疕、白癜风、白屑风、掌跖角化病和风热疮。

1. 肥疮、鹅掌风、脚湿气属风湿毒聚证者皮损广泛,蔓延浸淫,痂皮难积,皮肤粗糙,皲裂疼痛,甚者影响工作,当祛风除湿,解毒消肿,用消风散化裁。

2. 湿热下注则脚丫糜烂渗液,用草薢渗湿汤,夹瘀用五种汤,湿热并重用龙胆泻肝汤。

鹅掌风用藿香30g、黄精、大黄、白矾各12g,醋1kg,煎汁,浸泡。

第七节　虫咬皮炎

虫咬皮炎奇痒痛,丘疹风团瘀疱肿。
热度连解五味消,蜂虫外治快见功。

注

被蠓、螨、隐翅虫、刺毛虫、跳蚤、虱类、臭虫、飞蛾、蜂等咬伤后,皮肤奇痒难忍,出现丘疹,风团,瘀点,水疱,红肿疼痛等特点,因热毒蕴结,兼伴发热,头痛,恶心呕吐,胸闷,舌红苔黄,脉数,当清热解毒,消肿止痛,用黄连解毒汤合五味消毒饮加减。

及时用外治法可很快见功效。

第八节　疥　疮

疥疮接触传染病,鉴别荨麻瘙痒疹。
湿热连解三妙丸,百部地肤鲜苦参。

注

疥疮是由疥螨寄生在人体皮肤而引起的一种接触性传染性皮肤病。

要鉴别荨麻疹、皮肤瘙痒症,寻常痒疹和虱病。

疥疮因湿热蕴结者皮肤以水疱为主,丘疱疹泛发,破流脂水,浸淫糜烂,当清热化湿,解毒杀虫,用黄连解毒汤和三妙丸加百部、地肤子、白鲜皮和苦参。

第九节　湿　疮

湿疮湿疹过敏炎,丘疱疹脓流滋烂。
急性亚急和慢性,任何部位都可患。
鉴别牛皮接触炎。湿热草薢胆泻肝。
湿疮脾虚湿蕴证,除湿胃苓参苓散。
血虚风燥当归饮,四物消风饮加减。

注

湿疮相当于西医学的湿疹,是一种过敏性炎症性皮肤疾患。

湿疮和皮损常为丘疹,丘疱疹、脓疱,抓破后流滋、糜烂、结痂。分为急性、亚急性和慢性湿疮。

身体任何部位(耳、头、面、乳房、脐部、手、阴囊、小腿湿疮,钱币状湿疮)都可患湿疮。

湿疮要同牛皮癣、接触性皮炎相鉴别。

1. 湿疮属湿热蕴肤证则发病急,病程短,皮损潮红,有丘疱疹,灼热瘙痒不休,破溃流滋水,心烦口渴,身热不扬,便秘尿赤,当清热利湿止痒,用草薢渗湿汤合龙胆泻肝汤加减。

2. 湿疮属脾虚湿蕴证则丘疹,丘疱疹、瘙痒、糜烂渗出,纳少腹胀,便溏,软乏,当健脾利湿止痒,用除湿胃苓汤合参苓白术散加减。

3. 湿疮属血虚风燥证则皮损色暗或色素沉着,皮肤粗糙肥厚,剧痒难忍,遇热遇刺激则更痒,纳差腹胀,当养血润燥,祛风止痒,用当归饮子或四物消风散加减。

附:婴儿湿疮

婴儿湿疮叫奶癣,胎火消风导赤煎。

小儿湿疮脾虚湿,小儿化湿汤加减。

注

婴儿湿疮是过敏性皮肤病,又叫奶癣、胎敛疮、因此常见于1~2岁的哺乳婴儿。

相当于西医学的婴儿湿疹。

1. 婴儿湿疮属胎火湿热证则皮肤潮红,水疱抓痒流滋,皮肤糜烂,黄水多,便秘尿赤,当凉血清火,利湿止痛,用消风导赤汤加减。

2. 婴儿湿疮属脾虚湿蕴证则湿疮成片水疱,瘙痒,破后结痂,伴消化不良,当健脾利湿,用小儿化湿汤加土茯苓,鱼腥草。

第十节 接触性皮炎

接触皮炎急慢炎,红斑丘疹肿疱烂,
疼痛瘙痒烧灼感,发热头痛怕冷寒。
鉴别湿疮颜面毒,西医原发接触犯。
湿毒胆泻化斑解,风热蕴肤消风散。
血虚风燥当归饮,合用消风散加减。

注

接触性皮炎是指因皮肤或黏膜接触某些外界致病物质所引起的皮肤急、慢性炎症性反应。症见暴露部位的皮损呈红斑、肿胀、丘疹、水疱或大疱,糜烂、渗出等,自觉疼痛,瘙痒,烧灼感,少数伴有发热,头痛、恶心、怕冷畏寒等。

诊断接触性皮炎要鉴别急性湿疮,颜面丹毒。

西医将病因分为原发性刺激物反应和接触性致敏物反应。

1. 接触性皮炎属湿热毒蕴证则发病急骤,皮损广泛,鲜红肿胀,有水疱或大水疱,破损后糜烂渗液,自觉灼热瘙痒,伴发热口渴,便秘尿黄,当清热祛湿,凉血解毒,用龙胆泻肝汤合化斑解毒汤加减。

2. 接触性皮炎属风热蕴肤证则发病较急,多发于头面部,色红肿胀较轻,皮损上面为红斑或丘疹,自觉瘙痒灼热,心烦口干,尿微黄,当疏风清热止痒,用消风散。

3. 接触性皮炎属血虚风燥证则病程已久,反复发作,皮损肥厚干燥起鳞屑,或呈苔藓样改变,瘙痒剧烈,有抓痕或结痂,当养血润燥,祛风止痒,用当归饮子合消风散加减。此型可外用青黛膏。

第十一节 药 毒

药毒药疹急性炎,药后纳呆热痒倦。
固定麻疹猩红型,荨麻湿疹多形斑,
剥落皮炎红皮型,大疱皮松紫癜变。
鉴别常见皮肤病,发疹病变和传染。
湿毒蕴肤便秘热,萆薢渗湿胆泻肝。
热毒入营清营汤,气阴增液益胃煎。

注

药毒相当于西医学的药疹。药毒是指药物经过口服,注射或皮肤黏膜直接用药,进入人体后引起的皮肤或黏膜的急性炎症反应。用药后出现纳呆,发热,瘙痒,倦怠,皮损形态呈多样性,可广泛或仅限于局部发作。

药毒的常见类型有:1. 固定性药毒。2. 麻疹样或猩红热样发疹型药毒。3. 荨麻疹型药毒。4. 湿疹型药毒。5. 多形红斑型药毒。6. 剥落性皮炎或红皮病型药毒。7. 大疱性表皮松解性药毒。8. 紫癜型药毒。

诊断药毒要鉴别常见皮肤病(如荨麻疹、多形红斑、玫瑰糠疹、过敏性紫癜)和发疹性皮肤病及传染病(如麻疹,猩红热)。

1. 药疹属湿热蕴肤证则皮疹为红斑丘疹、风团、水疱等表现、甚者糜烂渗液,表皮剥脱,伴灼热瘙痒,口干便秘,尿黄赤,当清热利湿,解毒止痒,用萆薢渗湿汤或龙胆泻肝汤加减。

2. 药疹属热毒入营证则皮疹鲜红或紫红,重则见紫癜,血疱,灼热痒痛,伴高热,神志不清,口唇焦燥,口渴不欲饮,便秘尿赤,当清热凉血,解毒护阴,用清营汤加减。

3. 药疹属气阴两虚证则药毒后期,皮损大片脱屑,伴低热,神疲乏力,气短,舌红少苔,脉细数,当益气养阴,清解余热,用增液汤合益胃汤加减。

第十二节　风　瘙　痒

<blockquote>
风瘙痒是皮肤痒,没有原发皮肤损,
冬天夜间阵发痒。鉴别疥疮虱子病。
风热血热剧烈痒,消风散加四物斟。
湿热内蕴龙胆泻,口苦便秘胁胀闷。
血虚肝风眼花晕,风痒失眠当归饮。
</blockquote>

注

风瘙痒是没有皮损的以瘙痒为主要感觉的皮肤病,又叫痒风。

相当于西医学的皮肤瘙痒症。以冬天夜间阵发性作痒为主要表现。诊断风瘙痒要同疥疮和虱子病相鉴别。

1. 风瘙痒属风热血热证则皮肤剧烈瘙痒,遇热更痒,伴心烦口渴,当疏风清热,凉血止痒,用消风散合四物汤加减。

2. 风瘙痒属湿热内蕴证则瘙痒不止,伴口苦口干,便秘,胸胁胀闷,当清热利湿,解毒止痒,用龙胆泻肝汤加减。

第十三节　瘾　疹

<blockquote>
瘾疹荨麻时隐现,瘙痒苍白红风团。
急慢人工荨麻疹,寒冷压迫和胆碱。
鉴别阑尾丘疹荨。风热犯表消风散。
风寒束表遇寒重,麻桂各半汤加减。
胃肠湿热防风圣,血燥当归饮加减。
</blockquote>

注

瘾疹相当于西医学的荨麻疹。瘾疹是一种皮肤出现瘙痒性红色或苍白色风团,时隐时现,发无定处,骤起骤退,退后不留痕迹。

分为急、慢性荨麻疹和特殊类型荨麻疹(皮肤划痕症即人工荨麻疹,压迫性荨麻疹即胆碱能性荨麻疹)。

瘾疹要同阑尾炎和丘疹性荨麻疹相鉴别。

1. 瘾疹属风热犯表证则风团鲜红,灼热剧痒,遇热加重,遇寒减轻,伴发热恶寒,当疏风清热,解表止痒,用消风散加减。

2. 瘾疹属风寒束表证则风团色白,遇寒加重,遇暖减轻,伴恶寒,口不渴,当疏风散寒,解表止痒,用麻黄桂枝各半汤加减。

3. 瘾疹属胃肠湿热证则风团大、成片,色红剧痒,伴脘腹疼痛,恶心呕吐,神疲纳呆,便秘或泄泻,当疏风解表,通腑泄热,用防风通圣散加减。

4. 瘾疹属血虚风燥证则风团瘙痒反复发作,午后或夜晚更痒,伴心烦易怒,手足心热,口干舌红少津,脉沉细,当养血祛风,润燥止痒,用当归饮子加减。

第十四节 牛皮癣

牛皮癣厚坚屑癣,单纯苔藓神皮炎。
鉴别湿疮扁平癣,原发皮肤淀粉变。
肝郁化火龙胆泻,风湿蕴肤消风散。
血虚风燥牛皮厚,悸忡当归饮加减。

注

牛皮癣是一种皮肤状如牛项之皮,厚而坚,起鳞屑如癣的慢性瘙痒性皮肤病。

相当于西医学的单纯性苔藓,又名神经性皮炎。

牛皮癣要同慢性湿疮,扁平苔藓和原发性皮肤淀粉样改变相鉴别。

1. 牛皮癣属肝郁化火证则皮疹鲜红,烦躁易怒,眩晕心悸,口苦咽干,治当疏肝理气,清肝泻火,用龙胆泻肝汤加减。

2. 牛皮癣属风湿蕴肤证则皮损呈淡褐色,粗糙肥厚,剧痒时作,夜间更痒,治当祛风利湿,清热止痒,用消风散加减。

3. 牛皮癣属血虚风燥证则皮损色淡或灰白,状如枯木,肥厚粗糙如牛皮,心悸怔忡,治当养血润燥,息风止痒,用当归饮子加减。

第十五节 猫眼疮

猫眼疮丘疱红斑,头肌痛热饮食减。
鉴别冻疮疱疹炎,药毒多形性红斑。
风寒阻络归四逆,风热蕴肤消风散。
湿热蕴结龙胆泻,火毒清瘟导赤散。

注

猫眼疮是一种以靶形或虹膜状红斑为主,兼有丘疹或疱疹等多型性损害的急性炎症性皮肤病,早期有头痛、肌肉酸痛、发热、软乏、饮食减少,古称"雁疮"或"寒疮"。

本病相当于西医学的多形性红斑。诊断猫眼疮要鉴别冻疮,疱疹性皮炎和药毒引起的多形性红斑型药毒。

1. 猫眼疮属风寒阻络证则冬季发病,红斑水肿,色暗红或紫红,发于颜面及手足时形如冻疮,水肿明显,遇冷加重,得热减轻,伴畏寒,尿清长,治宜温经散寒,活血通络,用当归四逆汤加减。

2. 猫眼疮属风热蕴肤证则以红斑、丘疹、小风团样损害为主，色鲜红，瘙痒，伴发热咽痛，当疏风清热，凉血解毒，用消风散加减。

3. 猫眼疮属湿热蕴结证则红斑色红水肿，糜烂瘙痒，发热头重，身倦乏力，纳呆呕恶，当清热利湿，解毒止痒，用龙胆泻肝汤加减。

4. 猫眼疮属火毒炽盛证则发病急速，全身红斑，大疱，糜烂瘀斑，高热恶寒，头痛便秘，当清热凉血，解毒利湿，用清瘟败毒饮合导赤散加减。

第十六节 白 疕

白疕红斑丘疹鳞，刮去鳞屑出血症。
寻常型和特殊型，脓疱关节红皮型，
合并发生和转化。西医学叫银屑病。
白疕鉴别面游风，风热慢性湿疮病。
白疕血热鳞屑痒，消风散加犀地汤。
血虚风燥当归饮，瘀滞桃红四物汤。
湿毒蕴积五味消，再加萆薢渗湿汤。
白疕风寒湿痹证，桂芍知母独寄汤。
火毒炽盛清瘟败。红皮银屑青黛方。

注：

白疕是一种以红斑、丘疹、鳞屑损害为主要表现的慢性复发性炎症性皮肤病，刮去鳞屑可见点状出血点，恰似匕首刺伤皮肤而得名。

白疕分为寻常型和特殊型。特殊型又分为脓疱型、关节型和红皮病型。各型可合并发生，可互相转化。

诊断白疕要鉴别面游风，风热疮和慢性湿疮。

1. 白疕属血热内蕴证则呈点滴状，色鲜红，发展迅速，层层鳞屑瘙痒，刮去鳞屑有点状出血，伴口干咽燥，便秘尿赤，治当清热凉血，解毒消斑，用消风散合犀角地黄汤加减。

2. 白疕属血虚风燥证则见于静止期，病程已久，斑片状皮疹颜色淡红，鳞屑减少，干裂瘙痒，口干咽燥，当养血滋阴，润肤息风，用当归饮子加减。

3. 白疕属气滞血瘀证则见于静止期或消散期，皮损反复不愈，呈斑块状鳞屑较厚，颜色暗红，舌质紫暗有瘀点瘀斑，当活血化瘀，解毒通络，用桃红四物汤。

4. 白疕属湿毒蕴积证则多见于脓疱型和寻常型，皮损多见于腋窝、腹股沟等处的皱褶部位，红斑糜烂渗出，痂屑黏厚，痒剧，或掌跖红斑、脓疱、脱皮，或伴关节酸痛，肿胀，下肢沉重，当清热利湿，解毒通络，用五味消毒饮合萆薢渗湿汤。

5. 白疕属风湿寒痹证多见于关节型。关节肿痛，活动受限，可畸形，当祛风除湿，散寒通络，用桂枝芍药知母汤合独活寄生汤加减。

6. 白疕属火毒炽盛证多见于红皮病型，当清热泻火，凉血解毒，用清瘟败毒散加减。红皮型白疕可搽敷青黛膏或青黛散麻油。

第十七节 白 驳 风

白驳风似白癜风,气血失和脉瘀患。
肝郁气滞逍遥散,肝肾六味地黄丸。
气血瘀滞刺痛绵,要用通窍活血汤。
密陀僧散铁锈水,补骨白茄蘸硫黄。

注

白驳风相当于西医学的白癜风,是气血失和,脉络瘀阻所致。

1. 白驳风属肝郁气滞证则兼心烦易怒,胸胁胀痛,女子月经不调,当疏肝理气,活血祛风,用逍遥散加减。

2. 白驳风属肝肾不足证则兼头晕耳鸣,腰膝酸软,失眠健忘,当滋肝补肾,养血祛风,用六味地黄丸加减。

3. 白驳风属气血瘀滞证则兼刺痛,舌质紫暗或有瘀点瘀斑,当活血化瘀,通经活络,用通窍活血汤加减。

白驳风外治用密陀僧散调醋外搽。铁锈水蘸硫黄外搽,或白茄子蘸硫黄外搽,或补骨脂酊外搽等。

第十八节 黧 黑 斑

黧黑斑似黄褐斑,面黑肝斑妊娠斑,
中毒女性对称性,色素沉着较局限,
大小不定不规则,边清晒光加重变,
兼有他病肝脾肾,气血不能营养脸。
鉴别焦油黑变病,阿狄森病和雀斑。
黄褐斑因气滞瘀,桃红四物汤加减。
肝肾不足六味地,肝郁气滞逍遥散,
脾虚湿蕴软无力,纳呆参苓白术散。
面膜丹芍桃红及,丁香白附和僵蚕。
白附滑芷早晚搽,茯苓粉或玉容散。

注

黧黑斑相当于西医学的黄褐斑。中医又叫"面尘"、肝病引起的叫"肝斑",妊娠所发的叫"妊娠斑"。多见中青年女性。男性由此病者可能兼患有其他病,与肝脾肾关系密切,是因气血不能上荣于面所致。

黄褐斑呈对称性,面部皮肤色素沉着,范围局限,大小不定,形状不规则,边缘清楚,多呈蝴蝶状,晒阳光后加重。

诊断黄褐斑要与焦油黑变病,阿狄森病和雀斑相鉴别。

1. 黄褐斑因气滞血瘀则斑色灰褐或黑褐色,兼有慢性肝病史,或妇女月经色暗有血块,或痛经,舌有瘀象,当理气活血,化瘀消斑,用桃红四物汤加减。

2. 黄褐斑因肝肾不足则斑色黧黑,面色晦暗,伴头晕耳鸣,腰膝酸软,五心烦热,失眠,当补益肝肾,滋阴降火,用六味地黄丸加减。

3. 黄褐斑因肝郁气滞则女性多见,斑色深褐,弥漫分布,烦躁不安,胸胁胀满,经前乳房胀痛,月经不调,当疏肝理气,活血消斑,用逍遥散加减。

4. 黄褐斑因脾虚湿蕴则斑色灰褐如尘土,疲软乏力,纳呆倦乏,当健脾益气,祛湿消斑,用参苓白术散加减。

外治:

1. 用丹参,赤芍,桃仁,红花,白及,白丁香,白附子和僵蚕等份做面膜。

2. 用白附子,滑石,白芷等研末,早晚搽。

3. 用茯苓粉洗面或搽。

4. 用玉容散粉搽。

第十九节　粉　　刺

粉刺痤疮青春痘,脸颊胸背脓丘疮。

鉴别职业性痤疮,酒齄鼻和脸狼疮。

痤疮肺热枇杷清,胃肠湿热茵陈蒿。

痰湿瘀滞久难愈,桃红四物二陈疗。

注

粉刺相当于西医学的痤疮,又名"青春痘",好发于脸面、颈,胸背,为毛囊性丘疹,或为白头、黑头粉刺,丘疹变脓挤出白色碎米样粉汁。

聚合型痤疮可留下凹陷性疤痕或凸于面肤的硬性结节,俗称毁容性痤疮。

要鉴别职业性痤疮、酒齄鼻,颜面播散性粟粒性狼疮。

1. 痤疮属肺经风热证则丘疹色红,痛痒起脓疮,便秘尿赤,当疏风清肺,用枇杷清肺饮加减。

2. 痤疮属肠胃湿热证则颜面胸背皮肤油腻,皮疹红肿疼痛,或有脓疮,口臭,便秘,尿黄,当清热除湿解毒,用茵陈蒿汤加减。

3. 痤疮属痰湿瘀滞证则皮疹色暗红,以结节、脓肿、囊肿、疤痕为主,经久难愈,当除湿化痰,活血散结,用桃红四物汤合二陈汤加减。

第二十节　面　游　风

面游风似脂溢炎,油腻红痒白屑变。

风热血燥脱屑痒,当归饮子消风散。

肠胃湿热便秘胀,茵陈蒿汤平胃散。

注

面游风相当于西医学的脂溢性皮炎,与皮脂过度溢出有关。

面游风因皮肤油腻,潮红瘙痒,面部叠起白屑而得名。面游风分为干性和湿性2型。

要鉴别白疕,白秃疮和慢性湿疮。

1. 面游风属风热血燥证则患处干燥,脱屑,瘙痒,遇风加重,或头屑多,毛发干枯脱落,口干口渴,便秘,当祛风清热,养血润燥,用当归饮子合消风散加减。

2. 面游风属肠胃湿热则患处斑片潮红,有油腻性痂屑,甚者糜烂渗出,便秘,腹胀,当健脾除湿,清热止痒,用茵陈蒿汤合平胃散加减。

第二十一节 酒齄鼻

酒齄鼻紫红酒齄,红斑毛管扩张祟,
丘疹脓疱和鼻赘,区别粉刺面游风。
肺胃热盛红斑型,便秘枇杷清肺饮。
热毒蕴肤丘疹脓,连解凉血四物斟。
气滞血瘀通窍活,维B甲硝四环素。

注

酒齄鼻相当于西医学的玫瑰痤疮,是鼻及面部中央红斑及毛细血管扩张,伴丘疹、脓疱、鼻赘为特点的慢性皮肤病。诊断酒齄鼻要鉴别粉刺和面游风。

1. 酒齄鼻因肺胃热盛则多见于红斑型,多发于鼻或两翼,伴口干便秘,当清泄肺胃积热,用枇杷清肺饮加减。

2. 酒齄鼻因热毒蕴肤证则多见于丘疹脓疱型,红斑上出现痤疮样丘疹、脓疱,毛细血管扩张明显,局部灼热,口干便秘,当清热解毒凉血,用黄连解毒汤合凉血四物汤加减。

3. 酒齄鼻属气滞血瘀证则多见于鼻赘型,鼻部组织增生结节僵硬,毛孔扩大,当活血化瘀散结,用通窍活血汤加减。

西医用维生素B族、甲硝唑,四环素等。

第二十二节 油 风

油风斑秃鬼剃头,光如鸡蛋全秃头,
全身毛脱叫普秃。血虚瘀热不荣头。
油风气血两虚伤,心悸气短八珍汤。
七宝美髯肝肾虚,瘀滞通窍活血汤。
血热风燥烦怒痒,四物六味地黄汤。

注

油风相当于西医学的斑秃,俗称"鬼剃头"、"鬼舐头"。是一种头发突然发生斑块状脱落的慢性皮肤病。有的头发脱光如鸡蛋壳之光白,叫"全秃"。全身各部毛脱叫普秃。

病因病机是血虚,血瘀,血热不荣。

1. 油风属气血两虚者则斑秃、全秃或普秃,兼唇白舌淡,心悸气短,当益气补血,养血生发,用八珍汤加减。

2. 油风属肝肾不足证则发枯焦黄或花白,甚至脱发,兼头昏,目眩,耳鸣,腰膝酸软,当滋补肝肾,养阴生发,用七宝美髯汤加减。

3. 油风属气滞血瘀证则斑秃已久,兼烦热难眠,舌质暗红,舌有瘀点,瘀斑,当通窍活血,祛瘀生发,用通窍活血汤加减。

4. 油风属血热风燥证则脱发,斑秃,兼头部烘热,心烦易怒,当凉血息风,养阴护发,用四物汤合六味地黄汤加减。

第二十三节 瓜 藤 缠

瓜藤缠是金鉴名,结节如瓜缠腿胫,

结节红斑血管炎,迟发超敏滞瘀证。

热瘀草薢桃红汤,阳和汤治寒湿证。

注

瓜藤缠的病名见于《医宗金鉴·外科心法要诀》,因数枚结节,状如藤结瓜果,缠绕腿胫而得名,瓜藤缠是一种发于下肢的结节性红斑性皮肤血管炎性皮肤病。

相当于西医学的结节性红斑。

瓜藤缠的临床特点是:鲜红至紫红色结节性散在性红斑,大小不等,疼痛或压痛,好发于小腿伸侧。春秋季女性青年多见。

西医学认为是机体对变应原的迟发性超敏反应。中医认为主要是气血瘀滞所发。

1. 瓜藤缠属湿热血瘀证则结节红斑灼热红肿,伴头痛发热,口渴便秘,当清热利湿,祛瘀通络,用草薢渗湿汤合桃红四物汤加减。

2. 瓜藤缠属寒湿入络证则结节红斑缠绵难愈,伴关节痛,肢冷,遇寒加重,大便不干结,当散寒祛湿,化瘀通络,用阳和汤化裁。

第二十四节 红蝴蝶疮

红蝴蝶疮狼疮病,皮肤脏器自免病。

面颊皮损局限性,盘状系统进行性。

盘状狼疮四肢身,颊鼻头项眼耳脸,

额角手背手指侧,唇红部和肩胛间。

红斑圆形不规则,界清边隆中萎盘,

表灰褐色有鳞屑,角质栓入毛囊间。

毛囊口开如筛孔,色素沉着毛扩管,

颊鼻皮损融如蝶,鳞屑红斑溃疡烂。

系统狼疮发热疼,皮肤黏膜对称损,

面部红斑食少瘦,单个多个脏器损,

狼疮不规则低热,急性活动期高热,

关节肌肉游走痛,很少潮红和积液。

系统狼疮肾损害,蛋白红白胞管型,

尿毒肾病综合征,心肌包炎积液病。

静脉血栓闭塞炎。胸膜间质肥炎病。

恶呕腹泻和便血,慢性肝炎肝脏损。

神经精神神经症,抑郁失眠癫精分。

淋巴肿大和贫血,视乳水肿视网病。

狼疮鉴别皮肤炎,风湿性的关节炎。

注

无论多么复杂的内容,顺诀释义即懂。读几遍就会记忆深刻。就可省去背诵。

红蝴蝶疮是一种可累及皮肤和全身多脏器的自身免疫性疾病。

相当于西医学的红斑狼疮。分为盘状性和系统性红斑狼疮。

红蝴蝶疮的特点是:盘状红蝴蝶疮多发于面颊部,皮肤损害为局限性。

系统性红蝴蝶狼疮既损害皮肤还损害多脏器、多系统,呈进行性,预后较差。

1. 盘状性红蝴蝶疮多见于 20～40 岁女性，男：女之比约为 1:3。当皮损仅累及头面、面颊、鼻部、头项、耳、眼睑、手足背、趾指侧、唇红部、肩胛部、四肢、躯干时叫播散性盘状红蝴蝶疮。

红色斑呈圆形或不规则形，边界清楚，边缘略隆起，中央部轻度萎缩，形如盘状，表面有灰褐色的黏着性鳞屑，鳞屑下有角质栓嵌入毛囊口内，毛囊口开放如筛管，皮损周围色素沉着，伴毛细血管扩张。两颊部和鼻部的皮损可互相融合而呈蝶形外观叫红蝴蝶斑。如累及黏膜则口唇部有鳞屑、红斑，可糜烂溃疡。

2. 系统性狼疮早期表现多样，症状不明显，常为发热，关节疼痛，皮肤黏膜对称性受损，面部红斑，饮食减少，消瘦。初起单个脏器受累，也可多个脏器受累。

3. 红斑狼疮症状为：

①发热：不规则发热，多为低热，急性活动期可高热，可达 40℃～41℃。

②关节肌肉疼痛：四肢大小关节痛，多为游走性，软组织可肿胀，但很少见积液和潮红。

③肾脏损害：几乎所有的系统性红蝴蝶疮都损害肾脏，出现各种肾炎，早期尿蛋白，红细胞，白细胞，管型，后期肾功能损害而患尿毒症、肾病综合征。

④心血管系统病变：引起心肌炎，心包炎、心包积液，血栓性静脉炎，血栓闭塞性脉管炎。

⑤呼吸系统病变：引起胸膜炎，间质性肺炎，呼吸功能障碍。

⑥消化系统病变：引起恶心呕吐，腹痛泄泻，便血等消化道症状；引起肝脏损害，呈慢性肝炎表现。

⑦神经系统病变：引起各种精神、神经症状，如抑郁、失眠、精神分裂症样改变，甚者抽搐、症状性癫痫。

⑧其他病变：引起淋巴系统病，如淋巴结肿大，质软无压痛。累及造血系统则贫血，全血细胞减少。引起眼底病变呈视乳头水肿、视网膜病变。

诊断红蝴蝶疮要鉴别皮肤炎、风湿性关节炎。

红斑狼疮的实验室检查：

> 狼疮活动血沉增，抗核抗体增阳性，
> 抗核抗体滴度异，效价一比八十升。
> C 增感染关节痛，尿有改变肾受损，
> 抗双链和 Sm，阳性狼疮标志性。
> SSA、B 抗体阳，抗 rRNP 阳神损，
> CH50、C 三四，降低狼疮活动征。
> 抗磷脂抗并继发，肾活检查狼疮肾。
> Ig 沉着狼疮诊，透光影像器官损。
> RF 阳性类风狼，判定狼疮活动性，
> C 蛋溶贫小板数，抗双链抗体阳性。
> 狼疮诊断十一项，4 项阳性就确诊。
> 狼疮并发感染糖，高压动脉粥样硬。
> 判断狼疮严重度，指导估计预后行。
> 狼疮鉴别皮炎癫，精神紫癜小球肾。
> 药狼少有神肾炎，血管炎和结组病。

注

狼疮活动期：1. 血沉增加。2. 抗核抗体 ANA 增加而显阳性（但特异性低）。3. 抗核抗体的滴度异常（血清效价升高超过或等于 1:80 时，对结缔组织病的诊断有意义）。

C 反应蛋白增高,提示狼疮合并有感染或关节炎较突出。

尿有改变提示肾脏受损害。

抗双链 DNA(ds－DNA)和 sm 抗体(读作:抗双链和斯厄姆)都是狼疮的标志性抗体,阳性确诊率达 95% 以上。抗 dsDNA 抗体阳性对确诊 SLE 和判断 SLE 活动性的参考价值最大。抗 sm 抗体阳性对狼疮的确诊率达 99%。

抗 SSA(Ro)抗体和抗 SSB(La)抗体阳性(读作:"斯斯唉彼抗体阳")对狼疮的诊断率低,但有参考价值。

抗 rRNP 抗体阳性提示有狼疮性神经系统损害,或其他重要内脏的损害(抗 rRNP 阳神损,读作:"抗阿恩皮阳神损")。

补体 CH50、C3、C4 降低表示活动性狼疮(CH50C 三四,读作"西曲五零西三四")。

狼疮患者抗磷脂抗体的阳性率低,但可结合其特异的临床表现去诊断狼疮患者是否合并继发性 APS。

肾活检以查狼疮肾病。Ig 沉着对狼疮诊断很有价值。X 线和影像学检查有无狼疮性器官损害。

类风湿因子 RF 指标阳性见于系统性狼疮和类风湿关节炎。

总结:判定 SLE 活动的指标有:1. 血沉增加。2. 血小板计数增加。3. 血清 C 反应蛋白升高。4. 抗 dsDNA 抗体升高。5. 溶血性贫血。6. 抗核抗体 ANA 增加显阳性。7. 抗核抗体的滴度异常。

根据美国类风湿学会(ACR)1997 年推荐的系统性红斑狼疮 SLE 的 11 项分类标准,如有 4 项阳性就可确诊为系统性红斑狼疮 SLE。

狼疮易并发感染,糖尿病,高血压,动脉粥样硬化,诊断狼疮要判断其严重程度,指导治疗和估计预后等。

狼疮要鉴别各种皮炎,癫痫病,精神病,特发性血小板减少性紫癜,原发性肾小球肾炎,药物性狼疮(此病极少有神经系统表现和肾炎)。

区别系统性血管炎和结缔组织病。

治疗

> 狼疮脾虚肝气旺,丹栀逍遥四君汤。
> 狼疮热毒炽盛证,连解犀角地黄汤。
> 阴火六味大补阴,再加清骨散成方。
> 狼疮脾胃阳虚证,附桂八味真武汤。
> 狼疮气滞血瘀证,逍遥血府逐瘀汤。
> 肾损禁豆植物蛋,注意饮食外感光。

注

1. 狼疮属脾虚肝旺证则皮肤紫斑性蝴蝶斑,胸胁腹胀,纳呆痞满,头昏头痛,耳鸣失眠,女子月经不调或闭经,舌紫暗或有瘀斑,脉细数,当健脾清肝,用丹栀逍遥散合四君子汤加减。

2. 狼疮属脾肾阳虚证则见红蝴蝶斑,眼睑及下肢浮肿,胸胁胀满,尿少或尿闭,面色无华,腰膝酸软,面热肢冷,当温肾助阳,健脾利水,用附桂八味丸合真武汤加减。

3. 狼疮属阴虚火旺证则蝴蝶斑疹暗红,骨节疼痛,伴不规则发热或低热,手足心热,自汗盗汗,心烦失眠,面浮红,月经量少或闭经,舌红苔薄,脉细数,当滋阴降火,用六味地黄丸合大补阴丸加减。

4. 狼疮属气滞血瘀证则患盘状局限性或亚急性皮肤型红蝴蝶斑,色泽暗滞,角质栓形成,皮肤萎缩,倦怠乏力,舌暗红,苔白或光面舌,脉沉细涩,当疏肝理气,活血化瘀,用逍遥散合血府逐瘀汤。

5. 狼疮属热毒炽盛证则多见于系统性红蝴蝶疮急性活动期,面部蝴蝶形红斑,色鲜艳,皮肤紫斑,关节肌肉疼痛,兼高热口渴,烦躁不安,抽搐,便秘尿赤,舌红绛,苔黄腻,脉洪数或细数,当清热凉血,化斑解毒,用犀角地黄汤合黄连解毒汤加减。

红蝴蝶疮损坏肾脏者禁食豆类及植物蛋白含量高的食品,以免加重肾的负担。

注意药食等诱发因素,预防外感和受凉,避免日光晒。

参考　系统性红斑狼疮(见周宿志著《西医内科学四易歌诀》)

一、病因和发病机制

> 狼疮病因不太明,发病遗传环境性,
> 激素感染微生物,免疫反应药物应,
> 日光照晒紫外线。T、B免疫异常应,
> 免疫复物病抗生,T、NK失调组损。
> 苏木紫体洋葱皮,小动向心性纤增,
> 脾中央动心瓣膜,纤蛋变生物赘生。
> 神经心包心肌肺,累及肾脏狼疮肾。

注:理解本书口诀请顺诀释义即解。

病名:系统性红斑狼疮(systemic lupus erythematosus,SLE)是一种有多系统损害的慢性自身免疫性疾病。SLE患者的血清具有以抗核抗体为代表的多种自身抗体。

病因:系统性红斑狼疮SLE的病因尚不太明了,可能与遗传因素、环境、雌激素异常、感染、微生物、免疫反应、药物、日光照晒、紫外线等有关。

发病机制:

具有遗传素质者→环境因素或性激素→T细胞和B细胞的免疫异常应答→大量免疫反应复合物和致病性自身抗体产生→T细胞和NK细胞功能失调→组织损伤。(NK细胞:Natural killer cell自然杀伤细胞,是人体重要的免疫细胞)。

组织损伤的病理改变为血管壁炎症反应和坏死(基本病理改变为坏死性血管炎),血管内继发血栓使管腔变窄而局部缺血和功能障碍,其特征性改变为:①苏木紫小体。②洋葱皮样病变即小动脉周围有显著向心性纤维增生,明显表现为脾中央动脉和心瓣膜的结缔组织反复发生纤维蛋白样变性而形成赘生物。

这种病理改变,可发生于神经、心包、心肌、肺及肾;在肾则为狼疮性肾炎。

补充:

系统性狼疮SLE属弥漫性结缔组织病之一,是结缔组织病中最容易累及肾脏受损害的病种。

结缔组织病是泛指结缔组织受累的疾病,包括红斑狼疮、类风湿关节炎、皮肌炎、硬皮病、结节性多动脉炎、韦格纳肉芽肿、巨细胞动脉炎,干燥综合征,变应性血管炎、贝赫切特综合征、结节性非化脓性发热性脂膜炎等。

如果同时患了2个或2个以上的结缔组织疾病叫混合性结缔组织病。

结缔组织病具有某些临床、病理学及免疫学方面的共同特征,如多系统受累(即皮肤、关节、肌肉、心、肾、造血系统、中枢神经等可同时受累),病程长,病情复杂,可伴发热、关节痛、血管炎、血沉增快、γ球蛋白增高等。

二、系统性红斑狼疮 SLE 的临床表现

> 狼疮累及多器官,缓解发作交替现。
> 全身低中各种热,体重下降疲倦软,
> 口鼻疼痛性溃疡,皮疹蝶形盘状斑。
> 对称性的关节痛,肌肉疼痛肌肉炎。
> 管型血脓蛋白尿,水肿高压尿毒患,
> 浆膜胸腔心包液。心血管多心包炎。
> 疣状心内膜炎脱,栓塞感染内膜炎。
> 冠状受累绞痛梗,抗磷抗体动脉栓。
> 肺动高压间质肺,狼疮肺炎干咳痰,
> 弥散功降低氧血,弥漫肺泡出血险。
> 神经精神狼疮脑,精神障碍发癫痫,
> 脑血管病脑膜炎,脱髓鞘征意识乱,
> 狼疮头痛运动碍,焦虑情碍认知减,
> 脱发偏瘫肌无力,抽搐脊髓颅神变,
> 格林巴利多发神,神经丛病自主单。
> 食欲不振腹泻呕,转氨酶高无黄疸。
> 复发肠梗坏胰腺。干燥泪腺唾液腺。
> 淋巴脾大溶血贫,红蛋白胞小板减。
> 视盘水肿眼底血,视网渗出血管炎。
> 抗磷脂抗小板减,动静脉栓惯流产。

注

系统性红斑狼疮 SLE 累及多个器官,缓解与发作反复交替出现。

1. 全身表现:发热,长期低、中度发热,可有各种热型;体重下降,疲倦,软乏无力。

2. 皮肤与黏膜表现:口腔、鼻黏膜常有疼痛性溃疡,急性皮疹为颊部红斑。系统性狼疮最典型、最具特征性的面部表现为:蝶形红斑;可见盘状形红斑。以鼻梁和双颊部呈蝶形分布的蝶形红斑最具特征性。

3. 肌肉关节表现:以指、腕、膝对称性关节痛最常见,可有肌肉痛、肌炎。

4. 肾脏表现为肾脏受损害:血尿,脓尿,尿中血红蛋白,红细胞,管型尿,持续性蛋白尿(尿蛋白 >0.5g/24h 或 + + +),水肿,肾性高血压,晚期尿毒症是 SLE 的死因之一。

5. 浆膜炎:急性期见多发性浆膜炎,包括双侧中、小量胸腔积液和中、小量心包积液。

6. 心血管表现:常见心包炎(纤维蛋白性心包炎或渗出性心包炎)。疣状性心内膜炎如有脱落,可引起栓塞。疣状性心内膜炎可引起感染性心内膜炎,冠状动脉受累可有心绞痛和心电图 ST – T 改变或出现急性心肌梗死。

7. 血液系统表现:有血管炎,淋巴结肿大,脾大,溶血性贫血,血红蛋白减少,白细胞减少和血小板减少(因为血中有血小板抗体、抗磷脂抗体及骨髓巨核细胞成熟障碍之故)。

8. 抗磷脂抗体综合征 APS:APS 出现在红斑狼疮 SLE 的活动期,症见动脉和/或静脉血栓形成。习惯性自发性流产和血小板减少。

9. 肺部表现:双侧性中、小量胸腔积液,肺动脉高压,肺间质病变、狼疮肺炎(气促、干咳)、

气体弥散功能下降、低氧血症。有肺弥漫性肺泡出血(DAH)者病情凶险。

10. 神经系统表现:精神病,出现各种精神障碍。以中枢神经系统尤其无菌性脑病最多见,癫痫发作、偏瘫等,是病情重、狼疮在活动、预后差的重要指标。

具体病证有:脑器质性症状:无菌性脑膜炎、狼疮性脑病,精神障碍,癫痫,脑血管病变,脑膜炎、脱髓鞘综合征,急性意识错乱,狼疮性头痛,运动障碍,焦虑状态,情绪障碍,认知功能减退,脱发,脑血管意外,抽搐,偏瘫,重症肌无力,脊髓病,颅神经病变,格林巴利综合征,多发性神经病,神经丛病,自主神经病和单支神经病。

11. 消化系统表现:食欲不振,腹泻,呕吐,转氨酶升高但无黄疸。狼疮复发可有急腹症,如肠梗阻、肠坏死、胰腺炎等。

12. 干燥综合征:泪腺、唾液腺功能不全而口眼干燥。

13. 眼部表现为视觉异常:视神经盘水肿,眼底出血,视网膜渗出物,因视网膜血管发炎可有血管炎累及视神经,可在数日内致盲。早治疗可逆转。

三、系统性红斑狼疮的西医治疗

(见周宿志编著《中西医结合内科学四易歌诀》)

狼疮还不能根治,个体化治缓解期。
乐观工作不过劳,急期卧床多休息,
及早治疗控感染,诱发狼疮药禁忌。
避免阳光紫外线,缓解期作防疫治。
抑制炎症过敏反,去除诱因纠免疫,
脏器功能代偿疗,再加配合中药治。
免疫抑制加激素,少副作用保脏器,
活动期又病情重,强力药治后维持。
对症治疗发热痛,非甾体炎药合施,
同治高压动脉硬,骨松糖尿血脂异。
轻型对症糖激素,重型细胞毒药使。
急暴重症型狼疮,激素环磷对症治。
零五到一泼尼松,十毫克内久维持。
重要脏器急进损,甲泼尼龙静脉滴。
狼疮活动免疫剂,环磷酰胺霉酚脂。
甲氨蝶呤环孢 A,硫唑嘌呤他克司,
来氟米特羟氯喹,雷公藤总苷可使。
大剂免疫球蛋白,换血干细胞移植,
合并抗磷脂抗征,华法林或阿司匹。
硫唑嘌呤羟氯喹,孕妇全程都适宜。

注

目前,狼疮还不能根治。治疗要个体化,经合理治疗后可以达到长期缓解。

非药物治疗非常重要:1. 有乐观情绪。2. 工作不要过劳。3. 急性活动期要卧床休息,病情稳定适当工作。4. 及早治疗,控制感染。5. 禁忌使用诱发狼疮的药物,如避孕药。6. 避免阳光晒和紫外线照射。7. 缓解期作防疫注射,尽量不用活疫苗。

治疗从5个方面着手:1. 去除诱因。2. 纠正免疫异常。3. 抑制炎症和过敏反应。4. 对脏器功能的代偿治疗。5. 配合中药治疗。

肾上腺皮质激素(糖皮质激素,简称"激素")加免疫抑制剂为主要治疗方案。治疗要减少药物副作用和保护重要脏器功能。SLE 活动期又病情严重,选用强力药物治疗,好转后维持治疗。

对症治疗:

治疗发热、关节痛,可辅以非甾体类抗炎药。

相应治疗高血压,动脉粥样硬化,骨质疏松症,糖尿病,血脂异常等。

轻型 SLE:对症、糖皮质激素治疗。

重型 SLE:对症、激素及细胞毒药物治疗。

急性爆发型危重 SLE:对症 + 激素冲击疗法 + CTX(环磷酰胺)治疗。

SLE 首选糖皮质激素治疗。

在诱导缓解期,据病情用泼尼松 0.5～1mg/kg·d,病情稳定后 2～6 周减量维持。病情允许时每天用小于 10mg 泼尼松的小剂量长期维持。

如有重要脏器进行性损害(如肺泡出血,NP－SLE 的癫痫发作,明显精神症状,严重溶血性贫血),可用甲泼尼龙 500～1000mg 静滴冲击治疗,每天 1 次,连用 3～5 天为一疗程。视病情 1～2 周后可重复使用。

狼疮活动期,较严重者用免疫抑制剂加大剂量激素以保护重要脏器。

免疫抑制剂有:环磷酰胺(CTX),霉酚酸脂(MMF),甲氨蝶呤(MTX),环孢素 A(CsA),硫唑嘌呤(AZA),他克莫司(FX506),来氟米特(LEF),羟氯喹(HCQ),雷公藤总苷(TII)。

对病情危重或治疗困难的病例,用大剂量免疫球蛋白(IVIG)、血浆置换、造血干细胞或间充质干细胞移植。或用生物制剂。

合并症治疗:

合并抗磷脂抗体综合征,用华法林或阿司匹林抗血小板凝集治疗。对反复血栓患者,需长期或终身抗凝。

孕妇治疗:硫唑嘌呤、羟氯喹对妊娠影响较小,尤其是羟氯喹可全孕程使用。

四、红斑狼疮的中医治疗

(见周宿志编著《中西医结合内科学四易歌诀》)

> 狼疮体虚阴阳乖,瘀阻热毒侵脏腑,
> 病位经脉心脾肾,肝肺脑皮肌节组,
> 本虚标实阴阳本,积饮瘀血和热毒。
> 狼疮热毒炽盛证,高热清瘟败毒饮,
> 红斑神昏脉弦数,烦渴尿赤关节疼。
> 狼疮热郁积饮患,葶枣泻肺泻白散,
> 心悸怔忡胸闷痛,低热皮疹口咽干。
> 狼疮风湿热痹起,热痛白虎加桂枝,
> 肿胀发僵不定痛,皮疹恶风脉数细。
> 狼疮瘀热痹阻酿,躁怒口疮犀地黄,
> 疼痛瘀点疹斑红,脱发青斑状如网。
> 狼疮肝肾阴虚鉴,晕鸣杞菊地黄丸,
> 乏力盗汗五心热,疹红经乱腰膝软。

狼疮脾肾阳虚患,附子理中肾气丸,
浮肿怕冷面无华,便溏胀满舌胖软。
狼疮气血两虚证,心悸气短用八珍,
失眠神疲或麻木,脉弱经少或闭经。
狼疮脑虚瘀热鉴,清宫宫黄至宝丹,
痰壅气粗舌謇危,灼热肢厥神昏谵。

注

狼疮与中医学的"蝶疮流注"相似,可归属于"鬼脸疮"、"红蝴蝶","蝴蝶丹"、"阴阳毒"、"周痹"、"虚劳"等范畴。

狼疮病机因体虚不足,阴阳失调,瘀阻脉络,热毒内盛,内侵脏腑。病位在经络、血脉,与心、脾、肾密切相关,累及肝、肺、脑、皮肤、肌肉、关节等多个脏腑组织。病性为本虚标实,阴阳失调为本,积饮、瘀血、热毒为标。

中医将狼疮分为8个证型:

1. 狼疮属热毒炽盛证则发病急骤,高热持续不退,两颧红斑或手部红斑,斑色紫红,神昏,烦躁口渴,关节疼痛,尿短赤,舌红绛,苔黄,脉洪数或弦数,治当清热解毒,凉血化斑,用清瘟败毒饮加减。

2. 狼疮属热郁积饮证则皮疹红斑,胸闷胸痛,心悸怔忡、低热、咽干口渴,治当清热蠲饮,用葶苈大枣泻肺汤合泻白散加减。

3. 狼疮属风湿热痹证则发热,关节重着僵硬,双手指漫肿疼痛,或肌肉酸痛,痛无定处,治当清热通络,祛风除湿,用白虎加桂枝汤加减。

4. 狼疮属瘀热痹阻证则烦躁易怒,口疮,肌肉关节疼痛,斑疹斑块暗红,手足瘀点累累,脱发,两腿青斑状如网,治当清热凉血,活血散瘀,用犀角地黄汤加减。

5. 狼疮属肝肾阴虚证则头晕耳鸣,乏力盗汗,五心烦热,斑疹鲜红,月经紊乱或闭经,腰膝酸软,治当滋养肝肾,用杞菊地黄丸加减。

6. 狼疮属脾肾阳虚证则斑疹色稍淡,面部四肢浮肿,畏寒怕冷,面色无华,便溏,脘腹胀满,舌淡胖,腰膝酸软,治当温肾壮阳,健脾利水,用附子理中丸合金匮肾气丸加减。

7. 狼疮属气血两虚证则神疲乏力,心悸气短,失眠健忘,肢体麻木,脉弱,面色㿠白,月经过少或闭经,治当益气养血,用八珍汤加减。

8. 狼疮属脑虚瘀热证则病情危险,身灼热,肢厥,神昏谵语,或昏愦不语,或痰壅气粗,舌謇语难,当清心开窍,用清宫汤送服或鼻饲安宫牛黄丸或至宝丹。

本诀作者治红斑性狼疮的经验方(三风龙蛇汤)由矮茶风10克,海风藤30克,蛇倒风30~60克,地龙15~25克,白花蛇舌草30~90克,乌梢蛇10~20克(或白花蛇2条),黄芪30克,黄精20克,紫草15~30克,鱼腥草30~60克,女贞子20~30克,桔梗10克,僵蚕15~30克,桃仁10~20克,赤芍30~90克,丹参15~40克,淫羊藿10~15克,香附15~45克,灵仙10~15克,葛根20~50克,生地15~30克,玄参20~60克,蜈蚣1~2条,焙,冲。用时再作化裁。水煎服,每日1剂(或每2日1剂),每剂煎服800~1500ml药水,分作4~6次服完。连服2~6个月疗效满意。禁烟酒辣。生冷食物及淡水鱼类。

口诀:

狼疮黄芪矮茶风,黄精紫草鱼腥龙,

女贞蛇草桔梗蚕,桃芍丹羊拦蛇风,

香附乌蛇灵仙葛,生地玄参加蜈蚣。

第二十五节　皮　痹

皮痹硬皮结组病,皮肤胶纤进行硬。

进行肿胀硬萎缩,局限性和系统性。

局限斑块线状硬,不伤内脏可畸形。

系统雷诺前驱症,皮肉骨脏血管损。

鉴别硬化萎苔藓,红狼皮肌混结病。

皮痹寒湿凝聚证,阳和汤加独寄生。

皮痹经脉血瘀伤,桃红四物阳和汤。

皮痹肾阳不足证,右归鸡归阳和汤。

注

皮痹相当于西医学的硬皮病。皮痹是以皮肤及各系统胶原纤维进行性硬化为特征的结缔组织病,特点是:皮肤进行性肿胀到硬化再到萎缩,慢性病程。男女之比1:3。

分为局限性和系统性皮痹两个类型。

一、局限性皮痹只损皮肤,不损内脏,大致有斑块型硬斑病和线状硬皮病。

斑块型硬斑病初起为形态不规则的淡红色水肿性斑块,逐渐扩大硬化至毫毛脱落,无汗,皮革样硬化改变,数年萎缩。

线状型硬皮病如线状或带状,累及皮肤,皮下组织,肌肉和筋膜,最终固定损伤患处下方组织,致严重畸形,肢体萎缩,儿童发育障碍。

二、系统性皮痹侵损皮肤累及内脏和血管受损及多器官系统受损,分为肢端型和弥漫型。

系统性皮痹前驱症状以雷诺现象为首发症状,同时常见:关节痛,神经痛,不规则发热,食欲减退。

1. 皮痹皮肤损害先水肿后硬化,甚至萎缩,出现"假面具脸",营养性溃疡和坏疽,后期感觉迟钝。

2. 皮痹引起血管和内脏损害,动脉内膜增生,管腔狭窄,双手雷诺现象,损及内脏血管如肾血管出现肾脏危象,累及心肺出现心肺功能异常。

3. 皮痹引起肌肉和骨关节损害而见指、腕、膝、踝关节对称性疼痛,肿胀和僵硬,晚期失用性萎缩,骨质吸收等。

诊断皮痹要与硬化性萎缩苔藓,SLE,皮肌炎,混合性结缔组织病鉴别。

治疗:

1. 皮痹属寒湿凝聚证则皮肤肿胀明显,伴有硬化,呈蜡样光泽,伴手足逆冷,遇寒加重,舌淡苔白,脉濡紧,当温经散寒,除湿通络,用阳和汤合独活寄生汤加减。

2. 皮痹属经络瘀阻证则皮肤渐硬,麻木,肢末逆冷,肿胀,月经延后,经血暗红有瘀块,舌紫暗有瘀斑,脉沉涩,当活血化瘀,温经通脉,用桃红四物汤合阳和汤。

3. 皮痹属肾阳不足证则病程长,全身皮肤变薄萎缩,关节活动受限,兼腰膝酸软,畏寒肢冷,女子月经不调,男子阳痿遗精,当温肾助阳,和营通络,用阳和汤合右归丸加鸡血藤,当归等。

第二十六节 淋 病

淋病双球菌感染,尿道口脓刺痛感,
尿频急痛夜尿多,血尿血精下坠感,
淋病急性和慢性,宫颈尿道前庭炎,
盆腔卵管宫内炎,关节败血脑心炎,
新生儿有直肠炎,淋菌咽炎结膜炎。
鉴别非淋尿道炎,念球菌性尿道炎。
阳虚毒恋知柏地,湿热毒蕴胆泻肝。
非淋炎属湿热阻,草薢分清八正散。
阴虚湿热知柏地,肝郁气滞橘核丸。

注

淋病是由淋病双球菌所引起的泌尿生理系感染的性传播疾病。俗称"花柳毒淋"。其特点是:尿道口流脓性分泌物,尿尿刺痛,尿频尿急,夜尿多,重者有血尿,血精和会阴部下坠感。分为急慢性淋病。

女性可有淋菌性宫颈炎,淋菌性尿道炎,淋菌性前庭大腺炎,盆腔炎,输卵管炎,子宫内膜炎,并发卵巢囊肿,盆腔脓肿,腹膜炎。

播散性淋病可有淋菌性关节炎、淋菌性败血症、脑膜炎,心内膜炎及心包炎等。

新生儿可有淋菌性直肠炎,咽炎,结膜炎等。

淋病要与非淋菌性尿道炎和念珠菌性尿道炎鉴别。

1. 淋病属阴虚毒恋证则尿频、尿急、尿痛、尿不尽,女性带下多,尿道口有炎性黏液,腰膝酸软,五心烦热,治宜滋阴降火,利湿祛浊,用知柏地黄丸加土茯苓、草薢。

2. 淋病属湿热毒蕴结证则尿频尿急尿痛,尿道口红肿流脓,尿液混浊如脂,近处淋巴结肿,女性宫颈充血,溃疡,脓性分泌物,前庭大腺红肿灼痛,伴发热,当清热利湿,解毒化浊,用龙胆泻肝汤加土茯苓,草薢,红藤。

本病以中西医结合治疗可获得极好效果。

附:非淋菌性尿道炎

非淋菌性尿道炎属湿热阻滞证用草薢分清饮。属阴虚湿热证用知柏地黄丸,属肝郁气滞证用橘核丸。

第二十七节 梅 毒

梅毒疳疮花柳病,人体所有器官损,
性接触传血液传,早期皮肤黏膜损。
晚期肉骨心血管,眼睛中枢神经损。
一期疳疮淋巴硬,二期入血菌血症,
梅毒皮损扁平疣,白斑脱发骨眼损,
虹膜虹膜睫状炎,视神视网膜炎症。
三期梅毒是晚期,树胶样肿结节疹,
肘膝髋关节结节。口腔鼻腔黏膜病。

骨眼心血神梅毒,潜伏梅毒胎传性,
4 月两岁早期传,两岁以上晚期名,
胎体严重内脏损,瘦哑吃呼困难症,
头面手口皮肤裂,水疱脓疱斑丘疹,
肝脾肿大骨髓炎,神经梅毒活动性。
晚期胎体梅毒儿,前额圆凸剪刀胫,
胡氏齿和桑椹齿,鼻中隔孔马鼻形,
胸锁骨关节肥厚,脑脊液查异常症,
视网膜炎角膜炎,耳聋肝脾肿大病。
梅毒疣别尖锐疣,区别软疳玫瑰疹。
梅毒首选青霉素,及早规范要足量。
梅毒一期肝湿热,土苓龙胆泻肝汤,
疳疮横痃杨梅疮,苦干便秘小便黄。
二期梅毒血热毒,桃红四物清营汤,
丘疹脓疱杨梅疮,口疮便秘舌红绛。
梅毒毒结筋骨证,消瘦骨痛五虎汤。
梅毒肝肾阴虚证,骨髓痨瘫痪麻痒,
窜痛尿难腰膝软,脉弱地黄饮子良。
梅毒心肾亏虚证,要用苓桂术甘汤。
梅毒化毒散僵蚕,甲珠蜈蚣归大黄。

注

梅毒是梅毒螺旋体引起的一种慢性传染性疾病。属于中医学"霉疮"、"疳疮"、"花柳病"等范畴。梅毒特点是:梅毒螺旋体几乎侵犯损害人体所有器官,通过性接触和血液传播,早期危害主要损害皮肤黏膜,晚期损害肌肉,骨骼及关节,心血管,眼部及中枢神经系统等多器官组织。

一期梅毒:主要表现为疳疮(硬下疳)和横痃(硬化性淋巴结炎),硬下疳多数发生在男女外生殖器,少数在唇、舌、口腔、咽、肛门和直肠等处。

二期梅毒可入血形成菌血症播散到全身,造成皮损(玫瑰疹,斑丘疹,丘疹鳞屑性梅毒疹、毛囊疹、脓疱疹、蛎壳状疹、溃疡疹),扁平湿疣,梅毒性白斑、脱发、黏膜损害、骨损害等;眼梅毒可有虹膜炎,虹膜睫状体炎、视神经炎和视网膜炎等,还可出现二期神经梅毒。

三期为晚期梅毒:

三期梅毒可有结节性梅毒疹,树胶样肿(患处有树胶样黏稠浓汁),近关节结节(肘、膝、髋关节附近的皮下结节)。

三期黏膜梅毒:口腔、鼻腔黏膜有深红色的浸润型损害,上腭和鼻中隔黏膜树胶样肿可发生骨坏死,引起上腭,鼻中隔穿孔,及马鞍鼻。

三期骨梅毒:常见于骨膜炎,其次见于骨树胶样肿,以扁骨如颅骨为主,可形成死骨和皮肤溃疡。

三期心血管梅毒:主要有梅毒性主动脉炎,主动脉瓣关闭不全,主动脉瘤和冠状动脉狭窄等。

三期神经梅毒、脑膜梅毒、脑血管梅毒及骨髓脑膜血管梅毒和脑实质梅毒,引起麻痹性痴呆,骨髓痨,视神经萎缩等。

潜伏梅毒：

又叫隐性梅毒。女性潜伏梅毒可传胎儿叫胎传梅毒(又叫先天梅毒)。胎传梅毒在4个月~2岁以内发病者叫早期胎传梅毒。超过2岁后而发者叫晚期胎传梅毒。

胎传梅毒不发生硬下疳，常有严重内脏损害，病死率高。

胎传梅毒表现为：消瘦、哭声嘶哑、皮肤松弛，发音迟缓，常因鼻炎导致呼吸、哺乳困难。头面、口、手皮肤皲裂，皮肤损害有斑丘疹、水疱、脓疱、内脏损害有肝脾肿大，还可有甲周炎，骨髓炎，骨软骨炎，活动性神经梅毒。

晚期胎传梅毒可见前额圆凸，剪刀胫，胡氏齿，桑椹齿，鼻中隔穿孔，马鞍鼻，胸锁关节骨质肥厚，脑脊液检查异常，视网膜炎，角膜炎，神经性耳聋，肝脾肿大。

诊断梅毒扁平疣要鉴别尖锐湿疣，硬下疳要鉴别软下疳，梅毒玫瑰疹要鉴别玫瑰糠疹(风热疹)。

治疗梅毒首选青霉素，要及早、规范、足量用药。

1. 肝经湿热证多见于一期梅毒，常有硬下疳，横痃，杨梅疮，兼口苦口干，尿黄便秘，舌红苔黄，脉弦数，当清热利湿，解毒驱梅，用龙胆泻肝汤加土茯苓。

2. 血热蕴毒证多见于二期梅毒，患有杨梅疮，丘疹，脓疱，鳞屑，兼口干咽燥，口舌生疮，便秘尿黄，舌质红绛，苔薄黄或少苔，脉细滑或细数，当凉血解毒，泻热散瘀，用桃红四物汤合清营汤。

3. 梅毒属毒结筋骨证当活血解毒，通络止痛，用五虎汤加减。

4. 梅毒属肝肾亏虚证、三期梅毒脊髓痨者，可见瘫痪，痿弱，麻木如虫痒，筋骨窜痛，小便困难，腰膝酸软，脉沉细弱，当滋补肝肾，填髓息风，用地黄饮子加减。

5. 梅毒属心肾亏虚证当养心补肾，祛瘀通阳，用苓桂甘术汤加减。

梅毒可内服化毒散(僵蚕、甲珠、蜈蚣、当归、大黄)治疗。

第二十八节 尖 锐 湿 疣

尖锐湿疣性病疣，瘙瘊臊疣无蒂疣，
点线重叠乳头状，鸡冠菜蕈扁平疣。
鉴别假性扁平疣，阴茎珍珠状丘疹。
湿毒下注萆薢化，马齿大青土茯苓。
湿热毒蕴黄连解，苦萆大青马土苓。

注

尖锐湿疣又叫生殖器疣，性病疣。中医叫"臊疣"、"瘙瘊"。当疣的基底较宽而无蒂者叫"无蒂疣"。

尖锐湿疣可呈点状，线状，重叠状，乳头瘤状，鸡冠状和菜花状，蕈状，扁平状等不同形状，若感染溃烂则恶臭。巨大者易转化为鳞状细胞癌。

要鉴别假性湿疣和扁平湿疣，阴茎珍珠状丘疹。

1. 尖锐湿疣因湿热下注者当利湿化浊，清热解毒，用萆薢化毒汤加马齿苋，大青叶，土茯苓。

2. 因湿热毒蕴者当清热解毒，化浊利湿，用黄连解毒汤加苦参、萆薢、大青叶、马齿苋、土茯苓。

第二十九节　生殖器疱疹

生殖器疱疹病毒,集群小疱灼痛烂,

性传播患宫颈癌,没有特效治疗难。

原发潜伏2~7天,痒斑丘疹小泡变。

化脓溃烂结痂痛,淋巴肿大发热软,

腹痛便秘下坠痒,尿道口则排便难。

复发3~4周月年,类似原发痒灼感。

并发骶神脑脊炎,疱疹性的指头炎,

泌尿系统广泛感。疱疹病毒胞病变,

多核巨胞病毒体。鉴别接触性皮炎,

硬下疳和软下疳。肝经湿热胆泻肝,

苦干尿黄苔黄腻。阴虚邪恋烦热软,

眠梦六味地黄丸。洛韦聚肌扰阿苷。

注

生殖器疱疹是由单纯疱疹病毒(HSV)感染所引起的一种慢性、复发性、难治愈的性传播疾病。中医叫"阴部热疮"。

生殖器疱疹损害男女生殖器的皮肤黏膜(男性包皮、龟头、冠状沟,阴茎,尿道,肛门,直肠;女性外阴,大小阴唇,阴蒂,阴道,宫颈,尿道,肛门,直肠)出现集群小疱,自觉灼痛,化脓糜烂等病变。

发病率超过梅毒和淋病,由性传播,与宫颈癌发生有关。目前没有特效疗法。

分为原发性和复发性生殖器疱疹。

原发性生殖器疱疹潜伏期为2~7天,首先出现一个或多个小而瘙痒的红斑、丘疹而又变成小水疱,3~5天后成脓疱,破溃后表面糜烂、溃疡、结痂、疼痛,兼有全身症状为肌肉痛,腹股沟淋巴结肿大,发热,头痛,乏力等症状。

发生在肛门、直肠的病变可有腹痛、便秘、里急后重和肛门瘙痒,发生在尿道的病变可有排尿困难。

复发性生殖器疱疹在原发病之后3~4周,或3~4个月,至1年内多发,临床表现类似于原发病,临床症状无论局部还是全身表现都比原发病轻。复发部位有局部瘙痒,烧灼感。

并发症有:骶神经根炎,脑炎,脑膜炎及脊髓脊膜炎,疱疹性指头炎,泌尿系统广泛感染。

检查:细胞学镜检可见多核巨细胞核内病毒包涵体。

病毒培养可见单纯疱疹病毒和细胞病变。

鉴别诊断:要鉴别接触性皮炎,硬下疳和软下疳。

1. 病毒性生殖器疱疹属肝经湿热者则生殖器出现红斑,集群小疱糜烂或溃疡,甚者有脓疱,灼热痒或痛,口苦口干,尿黄便秘,或腹股沟淋巴结肿大,舌红苔黄腻、脉弦数,当清热利湿,化浊解毒,用龙胆泻肝汤加大青叶、板蓝根、马齿苋。

2. 病毒性生殖器疱疹属阴虚邪恋证则兼心烦口干、五心烦热,失眠多梦,当滋阴降火,解毒除湿,用知柏地黄丸加减。

西药主要是核苷类(阿昔洛韦,伐昔洛韦,更昔洛韦)聚肌胞,干扰素和阿糖腺苷等。

第三十节 艾 滋 病

艾滋严重免疫缺,进攻 Th 淋巴碍,
途径性交母婴传,血液制品和血液。
超级癌症顽固感,传染性强死亡灭。
邪毒外袭正气虚,潜伏六月五年病,
第一阶段艾滋感,相关综合艾滋病。
近期感染多无症,慢淋巴结综合征。
相关综合瘦软热,真菌病毒细菌性。
艾滋病时恶性瘤,细胞免疫缺陷症。
CD₄ 淋巴减少,NK 活性下降呈。
筛选酶连间接免,PA 明胶颗粒凝。
硝形免疫 EP 迹,RIP 放射免疫沉。

注

概念:艾滋病的全称是获得性免疫缺陷综合征,是由人类免疫缺陷病毒(HIV)感染所致的以严重免疫缺陷为主要特征的传染病。属于中医学的"疫疬"、"虚劳"、"癥瘕"等范畴。

艾滋病的特点是:人类免疫缺陷病毒(HIV:建议读作"海韦")能特异性侵犯进攻 Th 淋巴细胞(CD_4^+),引起机体的细胞免疫系统严重缺陷,引起各种机会性顽固感染和发生恶性肿瘤,尤其损害神经系统。

艾滋病的传播途径是:性接触,母婴传播,血液制品和血液传染,引起顽固传染,其传染性强,死亡率高,又叫"超级癌症"。

中医病因是:邪毒外袭,正气不足。

艾滋病的潜伏期为 6 个月~5 年以上。

临床症状分为:艾滋病感染,艾滋病相关综合征和艾滋病 3 个阶段。

(1)艾滋病感染:新近感染者大多数(90%)可完全没有症状,有的发展为慢性淋巴结综合征。

(2)艾滋病相关综合征:约10%的患者有 T 细胞免疫功能缺陷的临床症状和慢性淋巴结综合征,有较长期的发热,体重减轻消瘦,疲软乏力,盗汗及持续性腹泻,有非致病性的真菌、病毒或细菌感染。

(3)艾滋病,约1%的 HIV 的感染者可发展为艾滋病,表现为严重的细胞免疫缺陷所致的条件性感染和恶性肿瘤。

实验室及辅助检查:

(1)免疫学检查:CD_4^+淋巴细胞减少,NK(自然杀伤细胞)活性下降。

(2)HIV 的筛选检查有:①酶联免疫吸附法(ELISA)。②间接免疫荧光法(HF)。③明胶颗粒凝集试验(PA)。

(3)明确诊断要检查:①免疫 EP 迹检测法(WB 法)。②(RIP)放射免疫沉淀试验。"RIP"建议读作"瑞普"

艾滋病治疗:

艾滋没有特效治,免疫抗毒综合治。
艾滋脾胃卫受邪,寒热咳嗽银翘散。

艾滋肺卫受邪热,银翘、荆防败毒散。

肺肾阴虚百合固,再加贝蒌汤加减。

脾胃虚弱泄泻软,补中益气参苓散。

艾滋脾肾亏阳虚,肾气丸加四神丸。

气虚血瘀补阳还,犀地汤加消瘰丸。

痰蒙窍闭中枢昏,宫黄至宝紫雪丹。

苏合香丸治寒痰,益气养阴生脉散。

西药叠氮胸苷好,脱氧肌苷和核苷。

注

艾滋病没有特效治疗法,给予免疫治疗、抗病毒等综合治疗。

1. 艾滋病属肺胃受邪证见于艾滋病毒急性感染期,症见发热,微恶寒,咳嗽,身痛乏力,咽痛,舌质淡,苔薄白或薄黄,脉浮,当宣肺祛风,清热解毒,用银翘散加土茯苓、夏枯草。寒重用荆防败毒散加减。

2. 艾滋病属肺肾阴虚证见于以呼吸系统症状为主的艾滋病早、中期患者,以卡氏肺囊虫肺炎,肺孢子肺炎、肺结核为多见。症见发热咳嗽,干咳或痰少而黏,或痰中带血,气短胸痛,动则气喘,消瘦盗汗,当滋补肺肾,解毒化痰,用百合固金汤合瓜蒌贝母汤加虎杖、夏枯草、土大黄等。

3. 艾滋病属脾胃虚弱证则以消化系统症状为主者,症见久治不愈,腹痛腹泻,稀水样大便,发热消瘦,乏力纳差,恶心呕吐,吞咽困难,腹胀肠鸣,口生鹅口疮,当扶正祛邪,培补脾胃,用补中益气汤合参苓白术散加减。

4. 艾滋病属脾肾亏虚证则见于艾滋病晚期患者,预后较差。症见发热或低热,极度消瘦,倦怠无力,心悸气短,头晕目眩,腰膝酸软,四肢厥逆,纳呆恶心,呃逆频频,腹泻剧烈或五更泄,当温补脾肾,益气回阳,用肾气丸合四神丸加猪苓,炙甘草等。

5. 艾滋病属气虚血瘀证以卡波肉瘤多见,症见全身软乏,气短懒言,面色苍白,食欲不振,四肢及躯干见多发性肿瘤,瘤色紫黯,易出血,淋巴结肿大,舌质暗,脉沉细无力,当补气化瘀,活血清热,用补阳还五汤合犀角地黄汤再合消瘰丸加减。

6. 艾滋病属窍闭痰蒙证见于中枢神经病症的晚期患者,症见发热头痛,恶心呕吐,神志不清,或神昏谵语,项强惊厥,四肢抽搐,或痴呆,舌暗,舌胖,或舌干枯,舌苔黄腻,脉细数或滑,当清热化痰,开窍通闭,属热者用安宫牛黄丸,紫雪丹,至宝丹。属寒者用苏合香丸。阴虚者用生脉散。

常用有效中药辨证施治(见教材第225页)。

西药治艾滋病无特效药。首选叠氮胸苷(AZT),其次用2'-3'双脱氧肌苷(DDI),2'-3'双脱氧胞嘧啶核苷(DDC)等。

附:

1. 多形性红斑

多形红斑风寒酿,和营祛寒桂枝汤。

风湿热用消风散,茵陈蒿汤合用良。

火毒普济消毒饮,重症中西结合当。

注

多形性红斑因风寒所致者用桂枝汤。风湿热所致者宜消风散合茵陈蒿汤。火毒所致者用普济消毒饮。重症者用中西医结合治疗最好。

2. 结节性红斑

> 结节红斑有表证,四物消风防独荆,
> 鲜薄大枣蝉壳柴。表解桃红四物珍。

注

结节性红斑有表证者,宜四物消风汤(川芎、当归、赤芍、生地黄、防风、独活、荆芥、白鲜皮、薄荷、大枣、蝉壳、柴胡)。表证已解者宜用桃红四物汤。

以上2病在前面的内容中已经包含了。是因前面版本的教科书中有这种病名,为学习者方便而编在此。

3. 麻风

> 麻风病用万灵丹,荆防羌归麻黄天,
> 台乌川乌首乌术,雄蝎石斛细辛安。
> 麻风神应消风散,人参白芷全蝎完。
> 麻风丸用二活防,豨莶麻黄苍耳天,
> 车前川芎首乌蒡,荆蔓当归威灵仙。

注

麻风两型是结核型和瘤型。

万灵丹由荆芥30克,防风30克,甘草30克,羌活30克,当归30克,麻黄30克,天麻30克,台乌30克,川乌30克,首乌30克,白术240克,雄黄17克,全蝎30克,石斛30克,细辛30克组成。第1天服1粒。

神应消风散由人参30克,白芷30克,全蝎30克组成,第2~4天晨起服6克。

麻风丸由羌活、独活、防风、豨莶、麻黄、苍耳、天麻、车前、川芎、首乌、牛蒡子、荆芥、蔓荆子、当归、威灵仙各30克组成,第5~6天服18克,分2次服。再循环服,至愈为止。

治麻风病的此三方都可用酒送服。

第十一章　肛门直肠疾病

一、肛门直肠的解剖生理概要

> 直肠十五十六厘,小骨盆内骶尾前,
> 上端骶 3 接乙状,直肠末端终肛门。
> 男直前膀列腺囊,女直前宫和阴道。
> 盆膈上下分两部,直肠盆部和壶腹,
> 直肠骶曲会阴曲。骶曲凸后骶前属,
> 会阴曲后绕尾尖。直肠纵黏叫肛柱,
> 半月小皱连肛瓣,肛瓣与邻二柱间,
> 有小凹陷叫肛窦。肛柱下端连肛瓣,
> 连成锯齿环形线,线下光滑环行面,
> 痔环下有环白线。环行白线叫痔环,
> 痔环以上坐神管,以下阴部神经管。
> 肛门内括约平滑,外括约是骨骼肌。

注

直肠长约 15～16cm,直肠在小骨盆内。在骶骨、尾骨前面下行,直肠上端在第 3 骶椎附近接乙状结肠,直肠的末端终于肛门。男性直肠前是膀胱、前列腺和精囊;女性直肠前面是子宫和阴道。直肠在盆膈上下分为直肠盆部和直肠壶腹部两部。

直肠有两个弯曲:直肠骶曲和直肠会阴曲。

骶曲上段凸向后,和骶骨前面的曲度一致叫骶曲,会阴曲向后下绕过尾尖形成会阴曲。直肠有纵行的黏膜叫肛柱,各柱有半月形小皱襞相连叫肛瓣,在肛瓣与相邻二柱下端之间,有小凹陷叫肛窦。

肛柱下端的肛瓣相连,连成锯齿样的环形线叫齿状线,线下有光滑的环行面,痔环下有环行白线这叫痔环。痔环以上坐神管,痔环以下阴部神经管。肛门内括约肌是平滑肌,外括约肌是骨骼肌。

二、齿线上下的动静脉、神经和淋巴

> 直肠肛管交齿线,直肠上下动脉管,
> 齿线以上的黏膜,齿线下皮肛动管。
> 齿线上静入门静,下静脉入下腔静。
> 齿线以上植物神,齿下阴内神感疼,
> 齿线以上的淋巴,入腹动周髂内淋。
> 齿线以下的淋巴,入股沟淋髂外淋。

注

直肠与肛管的交界处以齿线为交界。直肠上动脉和下动脉管理齿线以上的黏膜。齿线以下的皮肤由肛管动脉管理。齿线以上的直肠上静脉丛回流进入门静脉。齿线以下的直肠下静脉丛回流进入下腔静脉。

齿线以上的黏膜由植物神经支配，无痛觉。齿线以下的皮肤由阴部内神经支配，对疼痛敏感。

齿线以上的淋巴回流进入腹主动脉周围或髂内淋巴结。齿线以下的淋巴回流进入腹股沟淋巴结或髂外淋巴结。

三、肛门肌肉的特殊情况

> 肛直肌肉连成环，切断肛门要失禁。
> 两边坐骨直肠窝，相互蹄铁脓肿病。
> 直肠上下静入门，门静高压手术禁。

注

肛门肌肉与肛管和直肠连接成环，叫肛管直肠环，手术时切断该环可引起肛门失禁。切除直肠下段，神经反射障碍，括约肌张力的丧失可引起大便失禁。

两侧都有坐骨直肠窝，它们是相通的，如一侧感染成脓肿，可流入另一侧直肠窝，形成"蹄铁型"脓肿。

直肠上静脉流入门静脉，直肠下静脉丛和上静脉丛在肛门白线附近相互交通，就形成了门静脉系统和体静脉系统相通。

因此，门静脉高压症患者在此处形成侧支循环的通路，故门静脉高压患者的内痔出血不适宜做手术结扎。

四、肛门直肠的病因病机

> 肠风血清色鲜红，善行数变便血红。
> 出血急暴喷射状，常为内痔实证痛。
> 湿邪下注内外湿，湿与热合肛周脓。
> 湿热下肠瘀血凝，形成直肠息肉终。
> 热结肠燥大便秘，秘瘀久滞形成痔，
> 热盛迫血患便血，热蕴肛门脓肿疾。
> 燥伤津液大便干，燥伤阴血虚便干，
> 便秘入厕常努责，肛裂痔破解血便。
> 气虚下陷内痔脱，虚不托毒脓肿患。
> 血虚失血脾胃虚，血虚气虚痔瘘患。
> 血瘀肛门血栓痔，各邪夹杂仔细辨。

注

1. 风："血清而色鲜者，为肠风。"风邪善行数变，且多挟热，热伤肠络，血不循经而患肠风下血。因风而便血则血色鲜红，出血急暴，呈喷射状，多见于内痔实证。

2. 湿：湿邪多引起下焦病。有内湿和外湿之分。湿与热致肛周脓肿。湿热下注大肠而阻滞气机，瘀血凝滞，最终患直肠息肉。

3. 热：热结在肠则肠中燥热便秘，久久而滞瘀，气血纵横，筋脉交错而发内痔。热盛迫血则便血。热蕴肛门则患肛周脓肿。

4. 燥：燥伤津液则大便干燥。燥伤阴，血虚津乏不润肠道，也可便秘。便秘难解，临厕努责，使肛门裂伤则肛裂、便血。

5. 气虚下陷则直肠脱垂,肉痔脱出;气虚不能托毒,如肛周脓肿则难溃难消,溃后稀薄脓水,经久难愈。

6. 血虚因失血过多或脾虚生血之源不足,则血虚引起气虚,气血不摄则便血,内痔出血,肛痛难愈则肛瘘。

7. 血瘀:各种病因致肛门瘀血,则引起血栓性外痔等。

以上各邪可单独也可夹杂致病,可有虚证,实证和虚实夹杂证,当审证求因,全面分析诊断治疗。

五、肛门直肠疾病的辨证

1. 辨便血

> 直肠辨别便血肿,脱垂坠胀和肿脓,
> 便秘便频分泌物,病因症状和轻重。
> 内痔大便表面血,直肠息肉儿便血,
> 肛裂血少撕裂痛,肠癌暗坠黏液血。
> 肠风便血如箭样,血虚肠燥晕软血。

注

肛门直肠疾病要对以下症状辨证:便血,肿痛,脱垂,坠胀,流脓,便秘,便频,分泌物等,病因不同则症状及轻重程度不一。

辨便血:内痔便血或点滴而下,或一线如箭,没有疼痛,血液附着在大便的表面,直肠息肉多见于儿童,容易出血,以便血、滴血为主,多无射血现象。

肛裂则便血量少但有撕裂样疼痛。

直肠癌便血则血和黏液相混,血色暗,肛门重坠感。

风热肠燥之肠风则便血鲜红,血出如箭,兼口渴便秘,尿赤,舌红脉数。

虚证之肠风便血则血色淡,日久而量多,兼面色不华,头晕心悸,神疲乏力,舌淡,脉细沉。

2. 辨肿痛 辨脱垂

> 血栓外痔内痔嵌,肛脓外痔肿痛隆,
> 轻证肛脓结核种,虚证软晕微肿痛。
> 直肠脱垂管环形,内痔颗粒如枣形,
> 息肉痔圆有长蒂,肛松不回心悸晕,
> 内痔脱外难复位,局部腐坏热毒熏。

注

血栓外痔,内痔嵌顿、肛旁脓肿、外痔水肿属实证者,常见肿痛剧烈,肿势高凸隆起,多为湿热阻滞,伴有胸闷腹胀,体倦身重,食少,发热,苔黄腻,脉濡数等。

虚证如气虚、血虚、气阴不足兼湿热下注则身软乏力,头晕心悸,轻微肿痛,也可能是肛旁脓肿的症状不明显或结核性肛周感染。

脱垂是二、三、四期内痔、息肉痔引起直肠脱垂的常见症状。直肠脱垂呈管型、环型。内痔脱垂呈颗粒状,如枣形。息肉脱垂则头圆有长蒂。

肛门松弛难以回纳兼心悸头晕为气虚下陷。内痔脱出,嵌于肛外红肿疼痛者为湿热下迫。脱出后因感染而局部腐烂坏死为热毒熏灼所致。

3. 辨坠胀　辨流脓

> 肛门坠胀直肠炎,肛隐窝炎大便干。
> 热结旁流粪便堵,便频排便不畅患。
> 坠胀脓血黏液便,锁肛痔肠隐窝炎,
> 肠疝脱垂站走坠。湿热气虚坠胀软。
> 肛痈肛瘘脓黄臭,湿热发肛肿脓患。
> 气阴两虚湿热注,脓稀疮陷低热软。

注

　　肛门坠胀是直肠炎,肛隐窝炎,便秘的常见症状。"热结旁流"是粪便堵塞,肛门重坠而又排便次数频多,排便不畅。

　　坠胀伴脓血黏液大便者,常为锁肛痔、直肠炎、肛隐窝炎等。

　　直肠疝、直肠黏膜内脱垂者则直立或行走时坠胀明显,卧位减轻或消失。湿热下注,坠胀软乏伴体倦食少,苔黄脉弦。中气不足,坠胀软乏伴气短舌淡。

　　肛门流脓常为肛痈或肛瘘。湿热蕴阻肛门则热盛肉腐而生脓肿,脓出黄肿而带粪臭,伴发热。气阴两亏兼湿热下注则脓稀疮陷,久难愈合,兼低热盗汗,神疲软乏无力。

4. 辨便秘、便频和分泌物

> 便秘燥热痛拒按,口臭烦热腹胀满。
> 血虚肠燥晕悸软,便秘腹胀而喜按。
> 便频痛呕急肠炎,肠癌后重脓血黏。
> 便频舌淡脾胃虚,湿热便频苔黄弦。
> 肛门分泌物稠黏,实证痔脱垂瘘患。
> 肛门分泌物清稀,虚证痔脱垂瘘患。

注

　　便秘是痔、肛裂、肛痈等许多肛门直肠疾病的常见症状。便秘腹满,胀痛拒按,兼口臭,心烦,身热者,多为燥热内结,热结肠燥。

　　血虚肠燥便秘则腹满作胀喜按。便频突然发作,腹痛呕吐多为急性肠炎。肠癌便频伴里急后重、脓血黏液。便频兼舌淡苔薄脉弱为脾胃虚弱。便频兼舌苔黄腻,脉弦为湿热下注。

　　分泌物:肛门分泌物稠黏为实证,见于内痔脱出,直肠脱垂或肛瘘。肛门分泌物清稀为虚证,见于内痔脱出,直肠脱垂或肛瘘。

六、肛门直肠疾病辨部位及检查方法

> 肛门直肠病部位,常用膀胱截石位。
> 时钟分为十二点,会阴正中十二点,
> 骶尾正中叫六点,左侧中三右九点。
> 内痔好发齿线上,以上三、七、十一点。
> 外痔六点十二点,血栓外痔三、九点。
> 肛裂六点十二点,瘘管三九点连线,
> 瘘管内口在六点,环肛瘘管内六点。
> 侧卧膝胸截石位,蹲位倒置扶椅边。

视诊指诊探针查,窥肛器或亚甲蓝。

注

肛门直肠疾病部位表示的好发部位常用膀胱截石位表示。以时钟面的十二等份作为标记法,将肛门分为十二个部位。会阴部位在正中叫十二点,骶尾部的正中叫六点,左侧中点叫三点,右侧中点叫九点,其余以此类推。

内痔好发于肛门齿线处以上3、7、11点部位。赘皮外痔多发生在6、12点处。

肛瘘瘘管的外口发生于连线上方的过3、9点作的连线上。连线上方的瘘管多为直行。连线下方的瘘管往往是弯曲走行,而它的内口常在6点附近。

检查体位常采用侧卧位、膝胸位、截石位、蹲位、倒置位、弯腰扶椅位。

检查方法常用:肛门视诊,肛门指诊,探针检查,亚甲蓝染色检查,以及血常规,出、凝血时间,大小便常规,肝功能,心电图,肝脏B超,传染病检查,X线检查,纤维/电子结肠镜检查等,还有其他检查方法。

七、肛门直肠疾病的病因病机

> 肛门直肠病因机,湿风热燥虚气血。
> 风邪肠风喷射血。湿邪肛脓息肉得。
> 热邪肛脓便血痔。燥邪便秘和便血。
> 气虚下血肠脱痔。血虚便秘肛脓得。
> 肛门直肠分泌物,肿痛垂脓便秘血。

注

肛门直肠疾病的中医病因病机为:湿、风、热、燥、气虚、血虚等。

1. 风邪可致肠风便血,可见下血暴急呈喷射状。

2. 湿邪重浊黏滞,趋下,可致肛周脓肿,直肠息肉等。

3. 热邪伤津,可致肛周脓肿、便血、痔。

4. 燥邪伤津,可致便秘、便血等。

5. 气虚可致痔,久泻久利,便血等。

6. 血虚常因痔疮出血所致,可有便秘,肛周脓肿久不愈。

肛门直肠疾病的临床表现为:1. 分泌物。2. 肿痛。3. 脱垂。4. 流脓。5. 便秘。6. 便血。

八、肛门直肠疾病的治疗

> 风热肠燥血大便,凉血地黄槐角丸。
> 湿热胆泻草薢渗,热毒连解仙方煎。
> 血瘀活血散瘀汤,热秘大承麻仁丸,
> 气血八珍十全补,津亏润肠五仁选。
> 气虚下陷补中益,熏洗敷塞多法兼。

注

肛门直肠疾病的内治法为:

①风热肠燥便秘,便血,血栓外痔初期用清热凉血法,方选凉血地黄汤或槐角丸等。

②湿邪引起肛痛实证、肛隐窝炎、外痔肿痛当清热利湿,用龙胆泻肝汤或草薢渗湿汤加减。

③热毒引起肛痛实证,外痔肿痛,当清热解毒,用黄连解毒汤或仙方活命饮加减。

④外痔因气滞血瘀或瘀血凝结者,当活血化瘀,用活血散瘀汤加减。

⑤热结肠燥便秘者当清热通腑,用大承气汤或脾约麻仁丸加减。

⑥肛门直肠疾病日久而气血虚弱者,当补益气血,用八珍汤加十全大补汤加减。

⑦血虚津亏便秘者,当生津润燥,用润肠汤或五仁汤加减。

⑧气虚下陷而直肠脱垂,内痔脱出者用补中益气汤以补中升陷。

外治法有熏洗法,敷药法,塞药法或其他治法。

第一节 痔 疮

一、内痔

痔疮解剖因素患,排便因素和感染,
饮食遗传职业岁,慢病妊娠和分娩,
血管增生静脉曲,肛管狭窄和肛垫。
痔疮痔核静脉团,肿痛脱出胀血便。
内痔外痔混合痔,内痔三七十一点。
内痔初期无疼痛,血液不混入大便。
Ⅰ期痔小不脱出,二期较大脱回返。
三期脱出助回纳,四期难回肿坏烂。
内痔鉴别癌息肉,肛裂脱肛肥大患。
内痔出血风热酿,要用凉血地黄汤,
湿热下注脏连丸,虚陷补中益气汤,
脱出补气便秘通。滞瘀止痛如神汤,
秦艽榔泽皂角归,防桃苍柏熟大黄。
止痛萆薢化毒汤:归丹牛苡芄瓜防,
再加活血散瘀汤:丹皮归芍枳桃榔,
苏木酒军蒌仁芎,肛隐窝炎也可尝。
一二三注4禁注,五号针头十毫升。
贯穿结扎二三期,胶圈套扎痰核根。
术后出血热痛肿,芒硝五倍煎药熏。

注

痔疮、痔核都是静脉丛发生扩大、曲张所形成的柔软静脉团,以肿痛脱出,肛门坠胀,血便为临床特点。分为内痔、外痔、混合痔。

内痔病因有解剖因素,排便因素,感染因素,饮食因素,遗传因素,职业因素,年龄因素,慢性疾病,妊娠和分娩等。发病机理主要有4种学说:1. 血管增生学说。2. 静脉曲张学说。3. 肛管狭窄学说。4. 肛垫下移学说。

内痔好发于截石位的3、7、11点,通常又叫母痔。其余部位的内痔叫子痔。内痔表现为便血,痔核脱出,肛门不适感。内痔初期为无痛性便血,便血不与大便相混合。

一期内痔小,不脱出,以便血为主。

二期痔核较大,便时脱出肛门,自行回纳。

三期痔核更大,便时脱出,走站咳嗽喷嚏时都要脱出,不能自行回纳,需要手法帮助才能回纳。

四期痔核脱出,难回纳或嵌顿,因充血水肿,血栓形成,而疼痛、坏死、腐烂,叫嵌顿性内痔(禁止注射治疗)。

混合痔是指直肠上、下静脉丛彼此相通所形成的痔。

诊断痔要鉴别:肛门直肠处的癌病、息肉、肛裂、脱肛、肛乳头肥大和下消化道出血。

中医治疗:

1. 内痔出血因风热伤肠络所致者则便血、滴血或喷射状出血,血色鲜红,肛门瘙痒,舌红,苔薄或黄,脉浮数,当清热凉血祛风,用凉血地黄汤。

2. 内痔出血属湿热下注者则血鲜红量多,肛内肿物外脱可回缩,肛门灼热,舌苔黄,脉弦数当清热利湿止血,宜脏连丸。

3. 脾虚气陷证则肛门松弛,痔核脱出需手法复位,便血色淡或红,面色不华,神疲乏力,气短懒言,纳少便溏当补中益气,用补中益气汤。

痔疮脱出者当补气;兼便秘者用承气辈治实证,用五仁丸或润肠汤治虚证。

4. 内痔属气滞血瘀者痔核脱出或嵌顿、肛管紧缩、坠胀疼痛,肛缘水肿,血栓形成,触痛明显,当清热利湿,祛风活血,用止痛如神汤(秦艽、当归尾、泽泻、皂角子、槟榔、桃仁、黄柏、防风、苍术、熟大黄)。还可用萆薢化毒汤(萆薢、归尾、丹皮、牛膝、苡仁、秦艽、木瓜,防为"防己"当留意)合用活血散瘀汤(丹皮、归尾、赤芍、枳实、桃仁、槟榔、蒌仁、川芎、苏木、酒军)。肛隐窝炎经辨证后可选用此诸方。

西医治疗:

一、二、三期内痔和内痔兼有贫血,混合痔的内痔部分可用注射硬化萎缩疗法。

四期内痔禁忌此法。注射要用五号针头10毫升针管(操作见教材第239页)。

贯穿结扎法适用于二、三期内痔,胶圈套扎法用于套扎内痔核的根部。

术后出现出血、发热、疼痛、水肿应予相应措施。痔疮患处部位水肿,用芒硝或五倍子或苦参煎汁熏洗。

二、外痔

炎性外痔皮损感,坠胀肿痛异物感。
鉴别血栓结组痔,湿热止痛如神煎。
血栓外痔静脉破,突然剧痛肿紫黯。
干燥季节中年男,剧痛结石三九点。
鉴别嵌顿静脉曲,内痔外脱静脉栓,
结缔组织尖锐疣,肛乳肥大癌症患。
结缔组织性外痔,皮赘肛门异物感。
质软不痛不出血。静脉曲张外痔软,
团块坠胀不适感,血瘀凉血地黄选。
湿热胀痛大便干,活血散瘀萆薢餐。

注

外痔是发生在肛管齿状线以下的痔。分为炎性外痔、血栓性外痔,结缔组织外痔、静脉曲张性外痔4种。外痔特点是自觉肛门坠胀,疼痛,有异物感。

诊断外痔要鉴别内痔嵌顿,静脉曲张,内痔外脱,静脉血栓,结缔组织痔,尖锐湿疣,肛乳头肥大,肛门部位的癌症等疾患。

1. 炎性外痔是因肛缘皮肤破损或感染而局部红肿疼痛,叫炎性外痔。要与血栓性外痔和结缔组织性外痔相鉴别。外痔因湿热蕴结者用止痛如神汤加减。

2. 血栓性外痔是因痔外静脉破裂出血而血凝于皮下形成肿物。血栓性外痔的临床特点是肛门突然剧烈疼痛,并有紫暗色肿块。血栓性外痔常在干燥季节发病,常为中年男性,肛门突然剧痛,紫暗肿块常位于截石位3、9点。

血栓性外痔要鉴别嵌顿性内痔和静脉曲张性外痔。

血栓性外痔因血热瘀阻,当清热凉血,消肿止痛,用凉血地黄汤加减。

3. 结缔组织性外痔是由急性炎症反复刺激,使肛缘的皮肤增生、肥大而成,痔内没有曲张静脉丛。结缔组织性外痔以肛门异物感为主要症状,生出的皮赘质软,不痛不出血。

结缔组织性外痔要鉴别血栓性外痔和静脉曲张性外痔。以外敷或手术为主。

4. 静脉曲张性外痔是痔外静脉丛发生扩大、曲张而形成的柔软团块,以坠胀不适感为主症。因湿热下注而坠胀疼痛,大便干结,尿赤舌红,苔黄腻,脉滑数,当清热利湿,活血散瘀,用活血散瘀汤合草薢渗湿汤加减。

混合痔皆具有内、外痔的特点,治疗参见内外痔的疗法。

第二节 息 肉 痔

息肉直肠赘生物,肿肠蒂小嫩鲜红,
下坠里急后重感,多发息肉腹泻痛。
排出血性黏液便,贫血消瘦软乏重。
鉴别肛乳头肥大,内痔肠癌有后重。
气滞血瘀少腹逐,风热伤络槐角丸。
脾虚舌淡肛门松,脉弱参苓白术散。
灌肠梅紫牡蛎枯,海浮五倍贯众煎。
直肠息肉梅诃蚕,术芪苡仁半枝莲,
蛇草豆根大枫子,甲苓丁公齿牡矾。

注

息肉痔是直肠黏膜上的赘生物,是一种常见的直肠良性肿瘤。中医学将直肠息肉统统叫做"痔",古书上有"息肉痔、悬胆痔,垂珠痔,樱桃痔"等称呼。西医学叫直肠息肉。

直肠息肉的临床特点是:息肉痔肿物蒂小质软,色鲜嫩红,便后出血,排便不畅,下坠或里急后重感。如许多息肉积聚在一段或全段大肠者叫息肉病。

多发性息肉常伴有腹痛腹泻,排出血性黏液便,贫血,消瘦,严重软乏。

息肉痔要鉴别肛乳头肥大,内痔,直肠癌(直肠癌有大便变细变扁,便血紫暗,气味恶臭,有里急后重感,触之其基底不平,质硬不移。病理检查可明确诊断)。

1. 息肉痔属气滞血瘀则肿物脱出不回纳,疼痛,息肉表面紫暗,当活血化瘀,软坚散结,用少腹逐瘀汤加减。

2. 属风伤肠络者用槐角丸加减。

3. 属脾气亏虚者则肿物脱出难回纳,肛门松弛,当补益脾胃,用参苓白术散加减。

保留灌肠:用乌梅、紫草、牡蛎、夏枯草、海浮石、五倍子、贯众煎药汁150～200ml,每次灌肠50～80ml。

附:

此方为作者用治此疾的经验方(梅甲煎),此供同仁斧正参考:

乌梅20～50克,诃子10～15克,僵蚕15～30克,白术10～15克,黄芪15～20克,苡仁20～60克,半枝莲10～30克,白花蛇舌草30～60克,山豆根15～30克,大枫子6～10克,指甲粉冲服每日3～6克,土茯苓15～30克,地丁20克,蒲公英20克,马齿苋20克,牡蛎60克,白矾1～3克。

煎服,每日1剂,煎取800～1200ml药水,分作4～6次服完。20剂为一疗程。

第三节　肛隐窝炎

肛隐窝炎肛窦炎,潮湿疼痛不适感,
坠胀灼热间歇性,挛缩痛痒便意感,
鉴别肛裂息肉瘘,预防肛痈肛瘘变。
湿热止痛如神汤,阴虚凉血地黄煎。

注

肛隐窝炎是肛隐窝、肛门瓣发生的急、慢性炎症性疾病,又叫肛窦炎,并发肛乳头炎,肛乳头肥大。

肛隐窝炎的特点是肛门潮湿,疼痛、不适感、坠胀、灼热呈间歇性发作、肛门括约肌挛缩疼痛,时有便意感或便不尽感。

肛隐窝炎要鉴别肛裂、肠息肉和肛漏(瘘)。预防肛痈、肛瘘发生。

1. 肛隐窝炎因湿热下注,便秘,舌苔黄腻,当清热利湿,用止痛如神汤加减。

2. 属阴虚内热证用凉血地黄汤加减。

第四节　肛　痈

肛周脓肿似肛痈,疼痛寒战高热痛,
发红肿胀结块炎,溃后易成肛瘘重。
鉴别疖肿毛囊炎,骶髂结核性脓肿,
骶骨前畸胎瘤感。一次切开浅高脓。
切口要呈放射状,切口等长于脓肿。
分次诊疗深部脓,防止肛瘘最成功。
肛痈热毒蕴结犯,仙方活命连解餐。
舌苔滑腻脉滑数,再加萆薢渗湿煎。
火毒炽盛透毒散,阴虚蒿鳖三妙丸。

注

肛痈是肛管直肠周围间隙发生急、慢性感染而形成的脓肿,相当于西医学的肛周脓肿。中医叫"脏毒、悬痈、坐马痈、跨马痈"等。

肛痈的发病特点是大多数发病急骤,剧烈疼痛,寒战高热,患处皮肤发红肿胀,有炎性结块,伴有不同程度的全身症状,破溃后易形成肛漏。

诊断肛痈要鉴别肛周疖肿,肛周毛囊炎,骶髂关节结核性脓肿,骶骨前畸胎瘤继发感染发炎以及其他炎症。

手术应该用一次切开疗法治疗浅部脓肿,注意切口要呈放射状,切口长度与脓肿等长,使引流通畅而防止漏管形成。

一次切开挂线法治疗高位脓肿(一次切开浅高脓)。分次手术治疗深部脓肿。防止发生肛漏也是成功的治疗。

1. 肛痈属热毒蕴结证则突然发肿剧痛,皮肤嫩红发热,伴恶寒发热,便秘尿赤,当清热解毒,用仙方活命饮合黄连解毒汤加减。如舌苔黄腻,脉滑数者,合用萆薢渗湿汤。

2. 肛痈属火毒炽盛证则肛周剧痛如鸡啄,肛周红肿,按之有波动感或穿刺有脓液,伴恶寒发热,便秘尿赤,当清热解毒透脓,用透脓散加减。

3. 肛痈属阴虚毒恋证则肛周脓肿已久,溃后脓稀难敛,伴潮热盗汗,心烦口干,当养阴清热,祛湿解毒,用青蒿鳖甲汤合三妙丸加减。

第五节 肛 漏

肛漏肛管直肠瘘,内口瘘管和外口,
原发内口肛窦内,继发外口多个口。
肛漏反复脓肿痒,急期脓肿慢期瘘。
单纯复杂低高位,四厘米内直线瘘。
鉴别骶前胎瘤破,肛门化脓汗腺炎,
克罗恩病筋膜炎,肛周疖肿毛囊炎。
肛瘘湿热萆薢渗,再加二妙丸加减。
正虚邪恋托里消。阴虚青蒿鳖甲餐。
手术漏管全切开,4厘米瘘用挂线。
挂线禁用皮肤病,漏管破脓没流尽,
虚弱梅毒癌变者,挂线禁用结核病。
切开低位单复漏,高位切开挂线正。
阴虚青蒿鳖甲汤,气血肺脾虚证参。

注

肛瘘大多数是肛门直肠周围脓肿的后遗症。

肛漏是直肠或肛管与肛门周围皮肤相通所形成的异常通道,又叫肛管直肠瘘,简称肛瘘。

相当于西医学的肛瘘。中医叫"痔漏,漏疮,穿肠漏"等。

肛漏由原发性内口、瘘管和继发性外口三部分组成。也有只有内口或外口者。内口为原发性,在肛窦内。外口为继发性,在肛门周围的皮肤上,可有一个或多个外口。

肛瘘分为化脓性或结核性2类。

肛漏的临床特点是局部反复流脓,疼痛瘙痒。急性期为肛门直肠周围化脓性感染性脓肿。慢性期为肛漏。

肛瘘除化脓性感染外,还见于结核、克罗恩病。

肛漏分类为:单纯性和复杂性肛漏,低位单纯性和复杂性肛漏,高位单纯性和复杂性肛漏。

当漏管的外口在横线之前距离肛缘4cm以内者,内口在齿线处和外口位置相对,则漏管是直行的。超过此线4cm或外口在横线之后,则漏管多为弯曲形或马蹄形。

诊断肛漏要鉴别骶前畸胎瘤溃破,肛门部化脓性汗腺炎,克罗恩病,肛门会阴部急性坏死性筋膜炎,肛门周围疖肿和毛囊炎。

1. 肛漏属湿热下注证则脓液稠厚,患处灼热胀痛,苔黄腻,当清热利湿,用萆薢渗湿汤合二妙丸加减。

2. 肛漏属正虚邪恋证则肛周流稀薄脓液,隐痛难愈,神疲乏力,治当托里透毒,用托里消毒散加减。

3. 阴液亏损则溃口的外口凹陷,漏管隐藏潜发,伴潮热盗汗,心烦口干,当养阴清热,用青蒿鳖甲汤加减。

气血不足者用八珍汤加减。脾虚者加白术、山药。肺虚者加沙参、麦冬。

手术治疗肛漏应将漏管全切开,4cm 内的肛漏用挂线疗法。

挂线禁用于皮肤病、漏管酿脓未流尽者、虚弱病人、梅毒、有癌变者、有严重肺结核病者。

切开疗法适应用于:低位单纯和复杂性肛漏。对高位肛漏切开时,必须配合挂线疗法,以免导致肛门失禁。

切开治疗的禁忌证同于挂线疗法。

肛瘘应以手术为主治之。在中医外科学中的病证,当手术者,是在以手术治疗为主的基础上辅以内服或外用中药。学习者当留意。

第六节 肛 裂

肛裂缺血性溃疡,周期便秘痛血痒。
鉴别靛裂梅毒溃,肛管结核性溃疡。
急性陈旧性肛裂。泻热通便阴津养。
肛裂血热肠燥犯,凉血地黄麻仁丸。
气滞血瘀六磨汤,阴虚津亏润肠丸。
肛裂阴虚润肠汤。热秘凉血地黄汤,
合用脾约麻仁丸。药物无效手术当。

注

肛裂是齿状线以下肛管皮肤纵行全层裂开或形成的缺血性溃疡。肛裂的临床特点是肛门周期性便秘,疼痛,出血,瘙痒,形成恶性循环。

诊断肛裂要鉴别肛门靛裂,梅毒性溃疡,肛管结核性溃疡。

肛裂分为急性和陈旧性肛裂。

肛裂的治疗原则是泻热通便,养阴生津。

1. 肛裂属血热肠燥证则肛裂出血色红,便秘,肛门疼痛,伴腹胀尿黄,当清热润肠通便,用凉血地黄汤合脾约麻仁丸加减。

2. 肛裂属阴虚津亏证则便秘,肛裂,点滴下血,血色深红,伴口干咽燥,五心烦热,当养阴清热润肠,用润肠汤加减。

3. 肛裂属气滞血瘀证则肛裂痛甚,裂口色暗,肛门紧缩,用六磨汤加桃仁、红花、赤芍等。

药物无效者用不同的手术方法治疗。

第七节 脱 肛

脱肛直肠脱垂病,黏液血便坠胀疼,
嵌顿潮湿和瘙痒,一度脱垂自回进。
二度五十厘锥状,三度十厘垂圆形。
鉴别息肉癌内痔,虚实或者夹杂证。

脱肛脾虚补中益,气血两亏用八珍,

脱肛气虚补中益,湿热萆薢渗湿斟。

肛门翻出脏连丸。外洗矾倍榴苦参。

一二度垂注射法,禁忌炎泻腹压增。

二三垂垂肛周注,禁忌腹泻炎性病。

注

脱肛是直肠黏膜、肛管、直肠全层和部分乙状结肠向下移位而脱出肛门外的伴肛门松弛的一种疾病。相当于西医学的直肠脱垂。

脱肛的临床表现为肛门反复脱出,解黏液血便,坠胀疼痛,潮湿瘙痒,甚至发生嵌顿坏死。

直肠脱垂分为三度:一度脱垂为直肠黏膜脱出,呈淡红色,长 3～5cm,柔软不易出血,便后可自行回纳。

二度脱垂为直肠全层脱出,脱出物长 5～10cm,呈圆锥状,较厚,淡红色,有弹性,肛门松弛,便后要用手助其回复。

三度脱垂为直肠及部分乙状结肠脱出,脱出物长 10cm 以上,呈圆柱形,很厚,肛门松弛无力。

诊断脱肛要鉴别内痔脱出,直肠息肉和直肠癌。

中医辨证分为虚证和实证,虚实夹杂证。治疗以补气升提为大法。

1. 脱肛属脾虚气陷证则便时脱肛,肛门坠胀,大便带血,伴神疲乏力,食欲不振,甚至头昏耳鸣,腰膝酸软,当补气升提,收敛固涩,用补中益气汤加减。

2. 脱肛属湿热下注证则脱出物紫黯或深红,甚则表面溃破,糜烂,肛门坠痛,肛内指检有灼热感,舌红苔黄腻,脉弦数,当清热利湿,用萆薢渗湿汤加减。

用黏膜下注射法治疗一度、二度直肠脱垂。禁用于直肠炎,肛周炎,腹泻及持续性负压增加的疾病患者。

在距离肛缘1.5cm 的3、6、9点三个进针点,用直肠周围注射法诊疗二度、三度直肠脱垂。注射:禁忌腹泻,肠炎及肛门周围急性炎症患者。具体操作见教材270页。

脱肛患者以老人、小孩多见,多因气虚所致,用补中益气汤化裁。

外洗药用枯矾、五倍子、苦参、石榴皮(即苦参汤)煎水熏洗。

肛门外翻脱出者用脏连丸。

第八节 锁 肛 痔

锁肛痔是肛直癌,便血排便习惯变,

大便变形转移征,溃结息肉痢疾患。

锁肛痔作手术好。湿热槐角地榆丸。

气滞血瘀硬如石,桃红四物失笑散。

气阴两虚盗汗烦,四君增液汤加减。

注

锁肛痔是发生在肛管直肠的恶性肿瘤,病至后期,肿瘤阻塞,肛口狭窄,排便困难,如锁住肛门样感觉,故叫锁肛痔。相当于西医学的肛管直肠(肛直)癌。

锁肛痔临床表现为便血,排便习惯改变,大便变形,转移征象。

诊断锁肛痔要鉴别溃疡性结肠炎,直肠息肉和痢疾。

锁肛痔一般做手术根治为好。

1. 锁肛痔属湿热蕴结证则肛门坠胀,便次增多带血,或夹黏液,或下痢赤白,里急后重,舌红,苔黄腻,脉滑数,当清热利湿,用槐角地榆汤加减。

2. 锁肛痔属气滞血瘀证则肛周肿物隆起,坚硬如石,疼痛拒按,便血紫暗,里急后重,排便困难,当行气活血,用桃红四物汤合失笑散加减。

3. 锁肛痔属气阴两虚则排便困难,面色无华,肛门坠胀,盗汗心烦,当益气养阴,清热解毒,用四君汤合增液汤加减。

第十二章　泌尿男性疾病

一、概念、病因病理

> 泌尿系功为溺窍,生殖系功精窍名。
> 心主宰精精藏肾,肝主精索囊玉茎,
> 马口小肠睾属肾。心火口疮尿热淋,
> 心肾不交血精浊,心火亢盛尿血淋。
> 肝火疏泄则阳痿,肝火伤肾不射精。
> 浊精阻肝气滞瘀,水疝癃闭痈肿病。
> 脾虚不育遗精痿。脾虚水聚水疝成,
> 湿聚膀胱则癃闭,湿痰阴茎痰核病。
> 脾虚不摄则尿浊,脾不统血血尿病。
> 肺失宣降成癃闭,肺虚遗尿尿失禁。
> 遗精早泄肾精亏,相火热淋或血淋。
> 火扰精室则精浊,火灼血络尿血精。
> 火灼为痰茎子痰,肾阳虚浊早泄精。
> 或有癃闭尿失禁。肾精亏虚不育症。

注

泌尿系功能的外在表现叫溺窍。男性生殖系统功能的外在表现叫精窍。《证治汇补》说:"精之主宰在心,精之藏、制在肾。"精索,阴囊,玉茎由肝所主。马口(尿道)属小肠,肾子(附睾、睾丸)属肾。

1. 心:心火亢盛,犯在上为心烦,口糜口疮;凡在下为热淋,尿血,血淋。心肾不交则血精、精浊。

2. 肝:肝失疏泄,宗筋失养则阳痿。肝火灼伤肾水,精窍通道被阻则不射精。肝脉络阴器,肝失疏泄,气滞血瘀,水液不行而湿热浊精阻滞肝经,则患水疝、癃闭、囊痛、子痛。

3. 脾:脾虚而气血生化之源不足则各脏腑功能失调,可患不育、阳痿、遗精、遗尿等。脾虚不运水湿则患水疝。湿聚膀胱则癃闭。湿聚成痰而滞于阴茎则患阴茎痰核。水湿蓄于膀胱则癃闭。脾虚不摄而水精下流则尿浊。脾不统血则血尿。

4. 肺:肺失宣降而水道不利则癃闭。肺气虚弱则遗尿,尿失禁。

5. 肾:肾精亏虚而阴虚内热则遗精早泄。相火下移膀胱则患热淋,血淋。相火扰精室则精浊。火灼血络则尿血,血精。火灼炼液为痰则患阴茎痰核,子痰。肾阳虚则患白浊,早泄,遗精,癃闭,尿失禁。肾精亏虚则不育。

二、泌尿男性疾病的辨证论治

> 湿热八正导赤散,草薢渗湿胆泻肝。
> 气滞枸橘橘核丸,活血散瘀抵挡丸。
> 寒痰凝结阳和汤,化坚二陈橘核丸。

精窍痰凝苍附导,浊痰化热消核丸,
肾阴不足知柏地,大补阴丸六味丸。
肾阳不足右归丸,金匮济生肾气丸。

注

湿热下注用八正散,或导赤散加减。脾胃湿热用草薢渗湿汤。肝经湿热用龙胆泻肝汤。

气滞血瘀证以气滞为主者用橘核丸,以血瘀为主者用活血散瘀汤或抵挡丸。寒痰凝结者用阳和汤,化坚二陈丸或橘核丸加减。

精窍痰凝者用苍附导痰丸。浊痰化热用消核丸。

肾阴不足者用知柏地黄丸,大补阴丸或六味地黄丸。肾阳不足者用右归丸,金匮肾气丸或济生肾气丸。

未包括在此者,据具体情况辨证处方。

第一节 子 痈

子痈肾子化脓病,急慢睾丸附睾炎。
鉴别子痰卵子瘟,腮腺炎性睾丸炎。
子痈湿热红肿痛,枸橘汤或胆泻肝。
子痈气滞痰凝证,苔腻脉滑橘核丸。
子痈睾丸化脓炎,枸橘汤或透脓散,
慢性当用橘核丸,玉露金黄外敷善。

注

中医称睾丸和附睾叫肾子,子痈就是睾丸和附睾的化脓性疾病。相当于西医学的急、慢性睾丸炎或附睾炎。急、慢性子痈以睾丸或附睾肿胀疼痛为特点。诊断子痈要鉴别子痰、卵子瘟(卵子瘟即腮腺炎性睾丸炎)。

1. 子痈属湿热下注证则睾丸或附睾肿大疼痛,嫩热红肿,少腹疼痛,伴恶寒发热,苔黄腻,脉滑数,当清热利湿,解毒消肿,用枸橘汤(枸橘、川楝子、秦艽、陈皮、防风、泽泻、赤芍、甘草),或用龙胆泻肝汤加减。

2. 子痈属气滞痰凝证则附睾结节,子系粗肿,或呈粗索状,苔白腻,脉弦滑,当疏肝理气,化痰散结,用橘核丸加减。

外敷玉露膏或金黄膏。

第二节 囊 痈

囊痈阴囊蜂窝炎,肿痛光亮寒热兼,
鉴别子痈和脱囊,湿热泻热胆泻肝。
囊痈阴囊化脓患,湿热泻热汤加减,
阴虚滋阴除湿汤,化脓当用透脓散。

注

囊痈是阴囊部的急性化脓性疾病。相当于西医学的蜂窝组织炎。囊痈的特点是阴囊红肿疼痛,皮紧光亮,寒热交作,形如瓢状。诊断囊痈要鉴别子痈、脱囊。

囊痈属湿热下注证则阴囊红肿胀痛拒按,伴发热,口干喜冷饮,舌红苔黄,脉数,当清热利湿,解毒消肿,用泻热汤(黄连、黄芩、连翘、甘草、木通、归尾)合龙胆泻肝汤加减。

囊痈是阴囊部的化脓性疾病。滋阴除湿汤由四物汤加柴胡、黄芩、陈皮、贝母、知母、地骨皮、泽泻、甘草、干姜组成。

第三节　子痰　脱囊

子痰疮痨结核病,附睾慢性硬结增,
脓肿溃脓稀如痰,败絮物样窦道生。
鉴别子痈精囊肿。抗痨治疗半年正。
子痰浊痰凝结患,阳和汤加小金丹。
阴虚内热透脓散,滋阴除湿汤加减。
子痰气血两亏证,十全大补小金丹。
子痰睾丸疮痨疾,阳和橘核荔核治。
脱囊阴囊急坏死,龙胆泻肝土苓治。

注

子痰是肾子发生疮痨性疾病。相当于西医学的附睾结核。

子痰的特点是附睾有慢性硬结,逐渐增大,形成脓肿,溃破后脓液稀薄如痰,并夹有败絮样物质,易成窦道,经久不愈。中医叫"穿囊漏"。

诊断子痰要鉴别子痈,精液囊肿。西医治疗要连用6个月的抗痨药物。

1. 子痰属浊痰凝结证则初期为硬结期,肾子处坠胀不适,附睾硬结如串珠状肿硬,宜温经通络,化痰散结,用阳和汤合小金丹。

2. 子痰属阴虚内热证则见于成脓期,伴低热盗汗,疲倦,当养阴清热,除湿化痰,佐以透脓解毒,用滋阴除湿汤合透脓散加减。

3. 子痰属气血两亏证则见于后期溃脓期,脓溃痰稀如败絮状,疮口凹陷经久不愈,形成漏管,或虚热不退,腰膝酸软,面色无华,脉沉细,当益气养血,化痰消肿,用十全大补汤合小金丹。

参考意见:

子痰是发于睾丸部的疮痨性疾病,多属虚证,以补为主,佐以软坚化痰散结,初起用阳和汤加橘核、荔核治之,亦可加服小金片;但若化脓宜用透脓散,溃后阴虚、阳虚或气血两虚者宜审证施治。

脱囊是阴囊部的急性坏死性疾病,多因湿起,用龙胆泻肝汤加土茯苓治之。

第四节　阴茎痰核

阴茎痰核纤维硬,太阳阳明合宗筋,
条索斑块勃起疼,肝脾肾致痰浊凝。
鉴别肾岩溃翻花,化坚二陈阳和斟。

注

阴茎痰核是指阴茎海绵体白膜发生纤维化硬结的一种疾病。相当于西医学的阴茎硬结症。阴茎痰核的特点是指阴茎背部可触摸到条索状或斑块状结节,阴茎勃起时伴有弯曲或疼痛。要鉴别肾岩,肾岩溃后状如翻花。

阴茎为太阳阳明之所合,为宗筋所聚,多气多血。脾虚湿聚生痰,或肝肾阴虚而虚火灼津使炼液成痰,或玉茎损伤而血瘀阻滞致气滞痰浊搏结宗筋而生结节。

因此阴茎痰核是阴茎海绵体发生纤维性硬结,多为痰浊凝结证,当温阳通脉,化痰散结,用化坚二陈汤合阳和汤加减;可加小金片治之。

外敷阳和解凝膏,黑退消或小金丹。局部注射类固醇(氢化可的松,泼尼松)。

第五节　水　　疝

水疝睾丸鞘膜液。狐疝囊肿瘤鉴别。

肾气亏损站立大,真武济生肾气绝。

水疝寒湿陈苓汤,加减导气水疝汤:

二丑二桂归芍红,槟草乌橘茴木香。

湿热清解大分清,泽通栀前枳二苓。

血瘀桃红四物汤。病久当归四逆斟。

注

水疝是指阴囊内有水湿停滞,以不红不热,状如水晶为特征的病症。

相当于西医学的睾丸或精索鞘膜积液。

诊断水疝要鉴别狐疝、精液囊肿和睾丸肿瘤。

1. 水疝属肾气亏虚证则多见于先天性水疝之婴幼儿。症见:阴囊肿大,亮如水晶,不红不热不痛,卧位缩小,站立位或哭叫时增大,当温肾通阳,化气行水,用济生肾气丸,或真武汤化裁。少腹胀加乌药,木香,小茴香。即:先天性水疝治用济生肾气丸化裁。

2. 水疝属寒湿凝聚证则阴囊肿大,亮如水晶,发凉冷潮湿,腰膝酸软,当疏肝理气,驱寒化湿,用陈苓汤,加减导气汤,水疝汤(黑丑、白芍、桂枝、肉桂、归尾、赤芍、红花、槟榔、甘草、乌药、橘核、木香、小茴香)。

3. 水疝属湿热下注证则发病快、阴囊肿大、亮如水晶、皮肤潮湿红热、睾丸肿痛,身热,舌红苔黄,脉数,当清热化湿,用大分清饮、清解汤加减。(大黄、黄芩、黄柏、苍术各等份)。

大分清饮:猪苓、茯苓、泽泻、木通、栀子、前仁、枳壳。

清解汤:大黄、黄芩、黄柏、苍术各等份。

4. 水疝属瘀血阻络证者则多因损伤所致,阴囊肿大,亮如水晶,坠痛胀痛,积液红色,舌紫暗或有瘀点,当活血化瘀,行气利水,用活血散瘀汤或桃红四物汤加减。

水疝是指睾丸鞘膜积液引起的阴囊肿大。先天性水疝治用济生肾气丸化裁。寒湿凝聚者用五苓散。湿热所致者用清解汤或大分清饮。病久者用当归四逆汤化裁治之。

第六节　尿　石　症

尿石药物异物患,代谢异常梗感染。

突发绞痛和血尿,苍白恶呕出冷汗,

放射疼痛叩击痛,常伴积水和感染,

感染尿频尿急痛,发热畏寒和寒战,

尿路梗阻尿少闭,阴茎疼痛排尿难。

鉴别阑尾胆囊炎。滞瘀金铃石韦散,

湿热三金排石汤,肾气不足肾气丸。

七点排石药头煎,氢氯噻嗪七点半。

一二斤水八点半,一二斤水在九点,

九点半喝三煎药,阿托品注十点半。

十点四十用针灸,跳跃磁化水相兼。

注

结石病的病位在肾,膀胱和溺窍。肾虚为本,湿热、气滞血瘀为标。

结石形成的常见病因是:药物、异物、代谢异常、尿路梗阻和感染等。

结石突发腰、腹部绞痛和血尿(绞痛发作后常出现血尿),面色苍白,恶心呕吐,出冷汗,放射性疼痛,胀痛,钝痛,叩击痛,常伴有肾积水和感染。

尿结石合并感染则尿频,尿急,尿痛,发热,恶寒或寒战。尿路梗阻则排尿中断,排尿困难,排尿费力,呈少尿点滴状或癃闭(无尿)。

尿道结石可有阴茎痛,会阴、阴囊部位疼痛。

诊断尿石症要鉴别阑尾炎,胆囊炎。

1. 尿石症属气滞血瘀证则发病急骤,腰腹胀痛或绞痛,尿频、尿急、尿黄或赤,舌暗红或有瘀斑,脉弦或弦数,应理气活血,通淋排石,用金铃子散合石韦散加减。

2. 尿石症属湿热蕴结证则兼见尿赤,苔黄腻,脉弦数,当清热利湿,通淋排石,用三金排石汤加减。

3. 尿石症属肾气不足则兼见腰痛软乏,面部轻度浮肿,当补益肾气,通淋排石,用济生肾气丸加减。

总攻疗法:

适用于直径1厘米以内的表面光滑的结石,双肾功能正常,尿路正常者。

7:00 口服排石中药头煎300ml,7:30 口服氢氯噻嗪50mg,

8:30 饮水500～1000ml(1斤～2斤)。9:00 再饮水500～1000ml,

9:30 口服排石中药二煎300ml。10:30 肌注阿托品0.5mg。

10:40 针灸。11:00 跳跃。如有条件者,喝磁化水最好。

第七节 男性不育症

不育责肾肝脾心,精少弱死或无精,

精稠阳痿不射精,腮腺睾丸发炎症,

烟酒药物棉籽油,生殖发育不全症。

不育肾阳虚衰证,羊睾肾气五子衍,

肾阴左归五子衍,肝郁柴疏五子衍,

湿热萆薢分清饮,气血十全大补餐。

绒促性素睾丸酮,克罗米芬精氨酸,

左卡尼汀维生素,硫酸锌糖浆可选。

注

男性不育症与肾、心、肝、脾等脏有关,与肾的关系最为密切。常因为精少,弱精,死精,无精,精稠,阳痿和不射精,或因患过腮腺炎,睾丸炎,嗜好烟酒,用过药物,食用棉籽油等因素,或生殖器官发育缺陷等因素引起不育。

1. 不育属肾阳虚证则性欲减退,阳痿早泄,精子数少,成活率低,活动力弱,或射精无力,兼腰膝酸软,疲乏无力,小便清长,舌淡苔白,脉沉细弱,当温补肾阳,益肾填精,用金匮肾气丸合五子衍宗丸,或合羊睾丸汤加减。

2. 不育属肾阴不足证则遗精滑泄,精液量少,精子数少,精子活动力弱或精液黏稠不化,畸形精子较多,兼头晕耳鸣,手足心热,舌红苔少,脉沉细数,当滋补肾阴,养血益精,用左归丸合五子衍宗丸加减。

3. 不育属肝郁气滞证兼精神抑郁,两胁胀痛,嗳气泛酸,当疏肝解郁,温肾益精,用柴胡疏肝散合五子衍宗丸加减。

4. 不育属湿热下注证则兼小腹急满,尿短赤,苔黄,脉弦滑,当清热利湿,用程氏草薢分清饮加减。

5. 不育属气血两虚证则兼神疲倦怠,面色不华,舌淡苔白,脉沉细无力,当补益气血,用十全大补汤加减。

西药用绒毛膜促性腺激素(绒促性素 HCG),睾丸酮,克罗米芬,精氨酸,左卡尼汀,维生素类,硫酸锌糖浆等。

可用手术、辅助授孕技术,针灸等治疗。

精液正常标准

> 排精二到七毫升,七二七点八碱质,
> 六十分钟内液化,两厘米长黏液丝,
> 密度二十乘一十,百分七十活精子,
> A 级直进超二五,百分五十 A 加 B。
> 正常形态超三十,白胞一万以内计。

注

精液常规分析 WHO 规定标准为:

1. 一次排精液量:$2ml \leqslant$ 精液量 $< 7ml$。

2. PH 值 $7.2 \sim 7.8$(弱碱性)。

3. 液化时间 < 60 分钟。

4. 黏液丝长 $< 2cm$。

5. 精子密度 $\geqslant 20 \times 10^6/ml$。

6. 成活率 $\geqslant 70\%$。

7. A 级(精子快速直线前进)$\geqslant 25\%$,或 A 级精子 + B 级精子(缓慢直线前进)$> 50\%$。

8. 正常形态精子 $\geqslant 30\%$。

9. 白细胞 $< 1 \times 10^6/ml$。

第八节　精　　浊

> 精浊前列腺炎症,尿乳白色痛急频,
> 会阴腰腹股沟症,寒战高热刺激征,
> 阳痿遗泻射精痛,腰酸失眠头晕鸣。
> 鉴别附睾精囊炎,精癃前列腺增生。
> 肾虚湿热和瘀滞,分清主次要权衡。
> 精浊湿热蕴结证,龙胆泻肝汤八正。
> 气滞血瘀前列汤,桃红乳没不留行,

青茴芷败川楝子,丹参泽兰蒲公英。
精浊阴火知柏地,肾阳右归济生肾。

注

精浊相当于西医学的前列腺炎。是男性生殖系炎性疾病引起的尿出少量乳白色液体,常见症状是尿痛、尿急、尿频,伴有会阴、腰骶、小腹、腹股沟等部隐痛不适等证候。

急性者发病急,突发寒战高热,或有直肠刺激征,可有尿潴留。

慢性者可有尿频、尿急、尿不尽、尿道灼热、腰腹、会阴、睾丸等处坠胀隐痛,或见阳痿、遗精、早泄、射精痛、腰酸乏力、失眠多梦、头晕耳鸣等症状。

诊断抓住肾虚(本)、湿热(标)、瘀滞(变)3个病理环节用药。

1. 精浊属湿热蕴结证则兼见苔黄腻,脉滑数,当清热利湿,用龙胆泻肝汤或八正散加减。

2. 精浊属气滞血瘀证则兼瘀证和胀痛,当活血祛瘀,行气止痛,用前列腺汤加减(桃仁、红花、制乳香、制没药、王不留行、青皮、小茴香、白芷、败酱草、川楝子、丹参、泽兰、蒲公英)。

3. 精浊属肾阳虚证则腰膝酸冷,形寒肢冷,舌边齿印,苔白,脉沉细,当补肾助阳,用右归丸或济生肾气丸加减。

附:血精(精囊炎)

血精精塞精囊炎,湿热蕴结胆泻肝,
瘀滞失笑桃红物,阴火知柏地黄丸,
脾肾右归补中益,治病要把止血兼。

注

血精的病位主要在精室,是精液中混有血液,男性性交时射出含有带血的精液,多分三个证型。基本病机是络损血溢。

血精属湿热蕴结者用龙胆泻肝汤,或八正散。

血精属瘀血阻滞者用失笑散合桃红四物汤。

血精属阴虚火旺者用知柏地黄丸合二至丸。

血精属脾肾两虚者用右归丸合补中益气汤。

在治疗血精各证时,注意兼加止血药物。

相火炽盛证用龙胆泻肝丸

第九节 精 癃

精癃良性前列增,尿难尿频尿失禁,
夜尿增多尿潴留,重者肾功能受损。
鉴别神经膀胱癌,以通为用活血肾。
精癃湿热八正散,肾阴知柏地黄丸,
脾肾气虚补中益,肾阳济生肾气丸,
气滞血瘀沉香散。贴脐栀子盐大蒜。
TURP金标准,坦索罗辛沙唑嗪,
非那雄胺普适素。手术物理艾灸针。
前列增生汤柴香附,郁金归芎芍榔乳,
生地牡蛎枳青草,地丁棱莪石菖蒲。

注

精癃是中老年男性的常见病之一,临床特点是:排尿困难,尿频,夜尿次数增多,甚至尿潴留或尿失禁,重者肾功能受损。相当于西医学的"前列腺良性增生病"

诊断精癃要鉴别神经源性膀胱功能障碍,前列腺癌。

中医治疗以通为用,活血利尿,益气补肾。

1. 精癃属湿热下注者则兼尿赤,尿道灼热,舌红苔黄腻,脉滑数或濡数,当清热利湿,消癃通闭,用八正散加减。

2. 精癃属肾阴亏虚证则兼头晕耳鸣,腰膝酸软,五心烦热,便秘,舌红少津,当滋补肾阴,通窍利尿,用知柏地黄丸加减。

3. 精癃属肾气亏虚证则兼神疲乏力,食少便溏,脱肛,面色不华,当补脾益气,温肾利尿,用补中益气汤加减。

4. 精癃属肾阳虚证则精神萎靡,畏寒肢冷,舌质淡润,舌有点印,苔薄白,脉沉细,当温补肾阳,通窍利尿,用济生肾气丸加减。

5. 精癃属气滞血瘀证则兼小腹胀满和瘀证,当行气活血,通窍利尿,用沉香散加减。

急则治标。用栀子、盐、大蒜捣泥敷脐。

经典的手术方式有经尿道前列腺电切术(TURP)是目前治疗前列腺的"金标准"。

西药用:坦索罗辛、多沙唑嗪、非那雄胺、普适素。兼用手术、物理和针灸治疗。

编者的经验方:前列腺增生汤由柴胡、香附、郁金、石菖蒲、当归、川芎、白芍、槟榔、乳香、生地、牡蛎、枳壳、青皮、甘草、地丁、三棱、莪术组成,是作者的经验方(还可用治乳腺增生)。

第十节 遗 精

附:早泄

> 有梦遗精无梦滑,焦虑抑郁炎症性,
> 失眠萎靡头昏厥。鉴别精浊早泄病。
> 心脾两虚妙香散,湿热草薢分清饮,
> 肾气不固金锁固,心肾封髓连清心。
> 早泄心脾虚归脾,肾气不固肾气丸,
> 湿热龙胆泻肝汤,阴火知柏地黄丸,
> 心肾不交交济汤,熟地枣皮麦冬连,
> 人参当归柏子仁,龙骨肉桂黄芪煎。
> 外搽丁香细辛酒,五倍细辛石榴煎。

注

有梦而遗叫遗精,无梦而遗叫滑精。患者表现有焦虑抑郁状态,前列腺炎,后尿道炎,包皮过长,紧张疲劳等可诱发遗精。

诊断遗精要鉴别早泄、精浊。

1. 遗精属心脾两虚者劳则遗精,失眠健忘,心悸乏力,萎黄纳呆,便溏,舌淡,当调补心脾,益气摄精,用妙香散加减。

2. 遗精属湿热下注则兼口苦口腻,舌红苔黄腻,当清热利湿,用程氏草薢分清饮加减。

3. 遗精属肾气不固则遗精,滑精,精液清稀而冷,形寒肢冷,面色㿠白,头晕目眩,腰膝酸软,阳痿早泄,夜尿清长,舌淡胖,苔白滑,脉沉,当补肾固精,用金锁固精丸。

4. 遗精属心肾不交则兼心中烦热,头晕目眩,口苦胁痛,当清心泻肝,用黄连清心饮合三才封髓丹加减。

早泄属心脾两虚者用归脾汤,属肾气不固者用肾气丸,属肝经湿热者用龙胆泻肝汤,属阴虚火旺者用知柏地黄丸。属心肾不交者用交济汤:熟地,山萸肉,麦冬,黄连,人参,当归,柏子仁,煅龙骨,肉桂,黄芪。

外搽龟头用丁香、细辛各20g浸乙醇100ml中15天后滤用。

或用五倍子、细辛各10g煎汁,性交前清洗外搽搓揉阴茎、龟头。

第十一节 阳 痿

> 阳痿勃起功能碍,不勃不坚坚不久,
> 持续三个月以上,疲软怕冷苦闷忧。
> 胆小多疑睡不安,小便不畅滴沥愁。
> 阳痿气滞血瘀患,桃红四物汤加减。
> 阳痿脾湿萆薢渗,肝气郁结逍遥散。
> 心脾两虚归脾汤,命门火衰右归丸。
> 阳痿惊恐伤肾患,桃红四物汤加减。

注

阳痿西医学称勃起功能障碍。

中医是指阴茎不能勃起,或勃起不坚,坚而不久,勃起时间短促,很快疲软,以致不能进行与完成性交全过程,并持续三个月以上的一种病证,常常伴有神疲乏力,腰膝酸软,怕冷肢寒,精神苦闷忧虑,胆怯多疑,夜睡不安,小便不畅,滴沥不尽等症。

阳痿要与早泄鉴别。

1. 阳痿属气滞血瘀证则多有动脉硬化,糖尿病,阴部外伤史或盆腔手术史等所致阳萎,性欲淡漠,舌暗有瘀证,脉沉涩或弦,当行气活血,通脉振阳,用桃红四物汤加减。

2. 阳痿属湿热下注证则阳痿兼阴囊潮湿,瘙痒腥臭,睾丸坠胀疼痛,尿黄、尿道灼痛,胁腹胀闷,肢体困倦,泛恶口苦,舌红苔黄腻,脉滑数,当清热利湿,用萆薢渗湿汤加减。

3. 阳痿属心脾两虚证则兼心悸疲乏,面色无华,食少纳呆,腹胀便溏,当补益心脾,用归脾汤加减。

4. 阳痿属心脾两虚证则兼心情抑郁,烦躁易怒,胸胁胀满,善太息,当疏肝解郁,用逍遥散加减。

5. 阳痿属命门火衰证则有受惊吓史,心悸易惊,胆怯多疑,夜多噩梦,当益肾宁神,用启阳娱心汤:橘红,砂仁,柴胡,菟丝子,炒枣仁,当归,白术,白芍,山药,神曲,茯苓,甘草,石菖蒲,人参,远志。

第十二节 前列腺炎

> 前列腺炎阴火证,知柏地黄分清饮,
> 肾阳金锁加右归,前列腺汤滞瘀证:
> 桃芍丹红乳没苗,留泽楝芷败公青。
> 湿热八正龙胆泻,大分清饮也可行。

注

前列腺炎属阴虚火动证者,用知柏地黄汤合草薢分清饮。属肾阳不足者,用金锁固精丸合右归丸加减。属气滞血瘀证者,用前列腺汤(桃仁、赤芍、丹参、红花、乳香、没药、小茴香、王不留行、泽兰、川楝子、白芷、败酱草、蒲公英、青皮)。属湿热壅阻证者,用八正散或龙胆泻肝汤,或用大分清饮。

第十三章　周围血管疾病

一、概念、体征、检查

　　周围血管心脑外，动脉栓闭塞瘤炎，
　　肢端动脉舒缩乱，静脉栓瓣曲张炎。
　　疼痛间歇持续性，皮肤温度颜色变，
　　感觉异常坏疽溃，肢体增粗萎缩患。
　　血管杂音动脉博，皮肤压指运动验，
　　大隐静脉瓣膜动，肢体位置伸踝验，
　　试验深静脉通畅，冷水试验握拳验。
　　血脂血凝血流变，连续多普勒查验，
　　节段血压压指数，透光减影磁振检。

注

1. 概念：周围血管病是指发生在心、脑血管以外的动脉和静脉血管的疾病。

中医称周围血管为"筋脉、脉管"统称为脉管病。动脉疾病包括：动脉栓塞，动脉硬化性闭塞症，血栓闭塞性脉管炎，动脉瘤，多发性大动脉炎，肢端动脉舒缩功能紊乱疾病（如雷诺病/症，红斑性肢痛症等）。

静脉疾病包括：深静脉血栓形成，深静脉瓣膜功能不全，静脉曲张，血栓性浅静脉炎。

2. 体征、症状：

①间歇性疼痛和持续性疼痛（静息痛）：钝痛、刺痛、锐痛、痉挛痛、酸胀、痉挛感、倦怠、紧张、压迫感、间歇性跛行，麻木，局部厥冷或烧灼感，蚁行或针刺感，如溃疡、坏疽更痛。

②皮肤温度异常，动脉病变则寒冷，静脉病变则下肢潮热感。

③皮肤颜色异常：苍白、紫绀、潮红。静脉淤血则色素沉着。

④感觉异常：疼痛、潮热、寒冷、倦怠、麻木、针刺或蚁行感（见前述）。

⑤肢体增粗或萎缩：下肢凹陷性水肿，色素沉着，皮下组织发炎或纤维化，"足靴区"溃疡等，见于深静脉血栓形成、下肢深静脉瓣膜功能不全、下肢静脉曲张等。

⑥溃疡和坏疽：血运障碍缺氧则溃疡，淤积曲张则郁积性缺氧而溃疡。溃疡并发感染则为湿性坏疽，没有继发感染因坏疽区液体蒸发和吸收则为"干性坏疽"。湿性坏疽因坏死组织受细菌作用而崩解化脓则恶臭。

3. 检查：

①测皮肤湿度。②检查皮肤肢体营养状况（皮肤松弛、变薄、脱屑、汗毛稀疏变细，停止生长、脱落，指甲脱落、增厚、嵌甲，肌肉萎缩等）。③听诊血管杂音和动脉搏动。桡、尺、肱、腘、足背和胫后动脉，血管搏动强度。④皮肤压指试验。⑤运动试验。⑥大隐静脉瓣膜功能试验。⑦肢体位置试验。⑧伸腿伸踝试验。⑨深静脉通畅试验。⑩冷水试验和握拳试验。

周围血管病的辅助检查为：血脂、血凝、血流变检测。查：多普勒（彩色多普勒，连续波多普勒），节段血压和压力指数测定。X线，磁共振，数字减影血管检查等。

二、周围血管病的病因病机和治疗

> 周围血管病病机,血瘀根本水湿痰。
> 散寒清热理益气,祛湿补血化瘀兼。

注

无论什么因素引起周围血管病的病机特点都是血瘀。血瘀是根本。血瘀、水湿、痰浊又为病因和病理产物。

因为周围血管病以血瘀为最基本的病因病机,治疗必须要用活血化瘀法,活血化瘀兼散寒、清热、理气、益气、祛湿、补血等。外治用熏洗、浸渍、箍围、热烘等。

手术有"鲸吞法"和"蚕食法"。鲸吞法是麻醉下将在坏死组织和存活组织的交界处进行彻底清除。

蚕食法是换药时逐渐清除坏死组织。外敷祛腐生肌药也属于"蚕食法"。

第一节　股　　肿

> 股肿血凝血栓成,浅静脉张皮温升,
> 肿胀疼痛行起难,皮炎毒疮肺栓梗,
> 股肿鉴别淋巴肿,原发深静瓣不全。
> 四妙勇安湿热证,苔黄肿痛活动限。
> 血脉瘀阻瘀色痛,活血通脉乳没丹,
> 血藤丁公天葵子,黄芪花粉赤芍煎。
> 气虚湿阻动加重,软乏参苓白术散。
> 急性芒硝冰片敷,丹参液加生理盐。

注

股肿是指血液在深静脉血管内发生异常凝固而静脉阻塞,引起血液回流障碍的疾病。

相当于西医学的下肢深静脉血栓形成,以往称血栓性静脉炎。

股肿4大主症:肢体浅静脉怒张,局限皮肤温度升高,肿胀,疼痛。可有行走不利,皮炎,毒疮;可并发肺栓塞或肺梗死。

诊断股肿要鉴别淋巴肿,原发性深静脉瓣关闭不全。

静脉阻塞部位有:小腿深静脉血栓形成,髂股静脉血栓形成,混合性深静脉血栓形成,深静脉血栓形成后遗症。

1. 股肿属湿热下注证则以上主症兼苔黄,肿痛而活动受限,当清热利湿,活血化瘀,用四妙勇安汤加减。

2. 股肿属血脉瘀阻证则下肢肿胀,青筋怒张,固定疼痛,皮色紫黯,舌暗或有瘀斑。当活血化瘀,通络止痛,用活血通脉汤(乳香,没药,丹参,鸡血藤,紫花地丁,蒲公英,天葵子,生黄芪,花粉、赤芍)加减。

3. 股肿属气虚湿热证则下肢肿胀,静脉迂曲紫黯已久,朝轻暮重,活动后加重,兼倦怠乏力,当益气健脾,祛湿通络,用参苓白术散加味。

股肿急性期可用芒硝合冰片外敷。以上3个证候都可用丹参注射液20~30ml加入0.9%生理盐水250~500ml静滴,每天一次,15日为一疗程。

第二节　血栓性浅静脉炎

血栓性浅静脉炎,静脉条索压痛显。
皮肤红热触之硬,胸肢脉炎游走栓。
鉴别结节性红斑,结节性的脉管炎。
湿热瘀阻二妙散,茵陈赤豆汤合煎。
血瘀湿阻活血通,肝郁复元柴清肝。
血栓性的静脉炎,气滞血瘀湿热患,
归芍桃红香附青,牛茜留行丹泽兰,
地龙龙胆棱莪杖,地丁公英和僵蚕。
气虚血瘀寒湿凝,补阳还五阳和安。

注

血栓性浅静脉炎是肢体浅静脉血栓和炎性病变的合称。其临床表现是:浅静脉成条索状突起如蚯蚓状,压痛明显,皮肤发红,扪之发热,触之较硬。临床类型有:1. 胸腹壁浅静脉炎。2. 肢体血栓性浅静脉炎。3. 游走性血栓性浅静脉炎。诊断血栓性浅静脉炎要鉴别结节性红斑和结节性脉管炎。

血栓性浅静脉炎的治疗:

1. 属湿热瘀阻证则兼苔黄腻或厚腻,脉滑数,当清热利湿,活血通络,用二妙散合茵陈赤豆汤加减。

2. 属血瘀湿阻证则红紫胀痛,刺痛兼瘀色,当活血化瘀,用活血通脉汤加减。

3. 属肝郁蕴结证则兼胀痛,胸闷嗳气,兼瘀证,当疏肝解郁,活血解毒,用复元活血汤合柴胡清肝汤加减。

血栓性静脉炎是静脉内腔的炎症,常伴有血栓形成(参见脱疽)。

气滞血瘀兼湿热者,用当归、赤芍、桃仁、红花、香附、青皮、川牛膝、茜草、王不留行、丹参、泽兰、地龙、龙胆草、三棱、莪术、虎杖、地丁、蒲公英、僵蚕组成方药治之。

气虚血瘀兼寒湿凝结者,用补阳还五汤或阳和汤化裁。

第三节　筋　瘤

筋瘤色紫曲蚯蚓,浅静曲张胀痛病。
长期站立怀孕得,血瘤丛状毛管病。
劳倦伤气补中益,滞瘀活血散瘀拯。
筋瘤寒湿凝筋患,当归四逆暖肝煎。

注

筋瘤是浅表静脉曲张交错而形成的团块。症见筋脉色紫,盘曲突起如蚯蚓状,是浅静脉曲张形成团块坠胀不适和疼痛为主要表现的浅表静脉病变。相当于西医学的下肢静脉曲张。

西医学认为:下肢静脉曲张是静脉瓣膜关闭功能不全、静脉壁薄弱及浅静脉内压力持续升高所引起的。

好发于长期站立工作者和孕妇,多见于下肢。

筋瘤要同血瘤相鉴别诊断。血瘤小如豆粒,大如拳头,呈暗红或紫蓝色,形成血瘤体的血管一般是丛状的血管或毛细血管。筋瘤是由管径较粗的静脉曲张而成,瘤体沿主干静脉走向而迂曲,状如蚯蚓。

1. 筋瘤属劳倦伤气证则久站或劳累时瘤体增大,下坠感加重,伴气短乏力,脘腹坠胀,腰酸,当补中益气,活血舒筋,用补中益气汤加减。

2. 筋瘤属外伤瘀滞证则紫暗色青筋盘屈如蚯蚓,肿胀坠痛,兼瘀色,当活血化瘀,和营消肿,用活血散瘀汤加减。

3. 筋瘤属寒湿凝筋证则筋瘤色紫暗,喜暖,下肢轻度肿胀,伴形寒肢冷,口淡不渴,小便清长,舌淡暗,苔白腻,脉弦细,宜暖肝散寒,益气通脉,用当归四逆汤合暖肝煎加减。

可用弹力袜或弹力绷带包扎。手术结扎或切除疗法或硬化剂注射疗法。注意适应证。

第四节　臁　疮

臁疮臁部皮溃疡,久立久行腿肿胀,
色素暗沉筋怒张,脉炎瘀皮炎疹痒。
日久皮烂流污浊,疮周暗红紫黑痒,
化脓溃疡达筋膜,蕴毒深沉多年疮。
鉴别臁疮恶变性,结核性和放射性。
本虚标实气虚瘀,湿热二妙加五神。
臁疮气虚血瘀证,补阳还五四妙斟。

注

臁疮是指发生于小腿臁骨部位的慢性皮肤溃疡。古称"裤口疮、裙风、烂腿、老烂脚"。臁疮相当于西医学的下肢慢性溃疡。

临床表现:

臁疮作为筋瘤后期并发症之一多见于久立、久行者。初起小腿肿胀,色素沉着,沉重感,局部青筋怒张,加重后出现浅静脉炎,淤积性皮炎,湿疹作痒等一系列静脉功能不全的表现,日久患处皮肤溃烂,流滋水稠污浊液,疮周皮色暗红或紫黑发痒,化脓溃疡,重者深达筋膜,蕴毒深沉,缠绵多年不愈。

诊断臁疮要鉴别臁疮恶变,结核性臁疮和放射性臁疮。

臁疮属本虚标实证,气虚血瘀是基本病机。

1. 臁疮属湿热下注证则兼口渴便秘,尿黄赤,苔黄腻,脉滑数,当清热利湿,和营解毒,用二妙丸合五神汤加减。

2. 臁疮属气虚血瘀证则病久缠绵,疮面苍白,肉芽色淡,周围皮色黑暗而板硬,肢体沉重,倦怠乏力,舌有瘀紫斑点,当益气活血,祛瘀生新,用补阳还五汤合四妙汤加减。

第五节　脱　疽

脱疽周围血管病,动脉硬化闭塞症,
糖尿病足血栓闭,急性动脉栓塞病。
肢端苍白发凉冷,麻木间歇性跛行,
剧痛坏死变黑脱,冷湿吸烟外伤成。
脱疽一期缺血期,二期营养障碍期,

三期坏死脱疽期,三期剧痛烂坏死。
发黑干瘪干坏疽,风心冠心房颤致。
一级坏疽足手指,足跖坏死为二级,
三级坏疽足背跟,踝关节上方坏死。
坏疽寒湿血瘀伤,冷麻胀痛阳和汤。
血脉瘀阻桃红物,热毒伤阴顾步汤,
石斛参芪归牛草,丁公银菊合成方。
湿热毒盛勇安汤,气阴黄芪鳖甲汤。
脱疽寒湿阳和汤,血瘀桃红四物汤,
十全养荣气血虚,热毒勇安顾步汤,
肾阳桂附八味丸,肾阴六味地黄汤。

注

脱疽是指发于四肢末端,严重时趾(指)节坏疽脱落的周围血管病,又叫:"脱骨疽"。相当于西医学的动脉硬化性闭塞症,糖尿病足,血栓闭塞性脉管炎,急性动脉栓塞病。

脱疽的临床特点是肢端苍白,发凉怕冷,麻木,间歇性跛行,加重则剧痛,久则坏死变黑,甚至坏死脱落。患者多有受凉、嗜烟、外伤等史。

临床分为三期:一期局部缺血期(发凉怕冷,麻木,酸痛,跛行等)

二期营养障碍期(一期症状加夜间静息痛,可有肌肉萎缩,皮肤干燥、足小动脉搏动消失。)

三期坏死期或脱疽期(二期症状加足痛,分为干性和湿性坏疽)。

风心病或冠心病合并心律失常(如心房颤动最容易引起血栓)者心脏内血栓脱落是急性动脉栓塞的主要原因。

一级坏疽:足趾或手指坏死。二级坏疽:足跖部位坏死。三级坏疽为足背、足跟、踝关节及其上方坏死。

以上四个西医病之坏疽做相应的检查即可区别,还要区别雷诺综合征(肢端动脉痉挛症)

1. 坏疽属寒湿阻络证则患处喜暖怕冷,触之发凉,麻木胀痛,当温阳散寒,活血通络,用阳和汤加减。

2. 坏疽属血脉瘀阻证则患处酸胀疼痛,夜间更甚,步履艰难,患处皮肤暗红或紫黯,发凉干燥,肌肉萎缩,趺阳脉搏消失,舌有瘀色,治当活血化瘀,通络止痛,用桃红四物汤加减。

3. 坏疽属热毒伤阴证则皮肤干燥,毫毛脱落,趾(指)甲增厚变形,肌肉萎缩,呈干性坏疽,口干欲饮,便秘尿赤,舌红苔黄,脉弦细数,当清热解毒,养阴活血,用顾步汤(石斛,人参,黄芪,当归,牛膝,甘草,紫花地丁,蒲公英,银花,菊花)加减。

4. 坏疽属湿热毒盛证则患肢剧痛,肿胀紫暗,浸淫蔓延,溃破腐烂,身热口干,便秘尿赤,当清热利湿,解毒活血,用四妙勇安汤加减。

5. 坏疽属气阴两虚证则病程日久,坏死组织脱落后创面久不愈合,肉芽暗红,或淡而不鲜,倦怠乏力,口渴不欲饮,消瘦烦热,舌淡尖红,少苔,脉细无力,当益气养阴,用黄芪鳖甲汤加减(黄芪,鳖甲,人参,肉桂,桔梗,牛膝,生地黄,半夏,紫菀,知母,赤芍,炙甘草,桑白皮,天门冬,秦艽,白茯苓,地骨皮,柴胡)。

另可用外治法和手术,植皮,血运重建术和干细胞移植术治疗。

脱疽是四肢末端之指、趾坏死脱落的难症,辨证准确中药疗效很好,治后多能保全肢体。气血两虚者用十全大补汤,或人参养荣汤。肾阳虚者用桂附八味丸,肾阴虚者用六味地黄汤。

第十四章　其他外科疾病

第一节　冻　伤

冻伤全身冻死僵,发凉肿胀疼痛痒。
皮肤紫斑水疱烂,灰白红紫痛溃疡。
手足耳脸对称伤,四肢僵硬体温降。
一度冻伤红斑性,二度水疱性冻伤。
三度腐烂性冻伤,四度坏死性冻伤。
全身冻伤发寒战,痛冷发绀软麻僵,
知觉迟钝头晕昏,意识模糊视听降,
呼吸浅快脉细弱,知觉消失昏迷亡。
冻伤鉴别类丹毒,多形性红斑损伤。
冻伤寒凝血瘀伤,当归四逆桂归汤。
寒胜阳衰四逆参,寒凝发热勇安汤。
冻伤气虚血瘀证,人参养荣桂八珍。
一二度用酒精搽,三度四度碘伏拯。
急救复温禁雪搓,三度破伤风药针。
防治感染暴露疗,坏死桂皮截肢斟。

注

冻伤相当于西医学的冻伤。全身性冻伤叫"冻死",西医学称"冻死"为"冻僵"。

冻伤的特点是:局部冻伤都以局部发凉肿胀,疼痛瘙痒,皮肤瘀斑,或起水疱,溃烂为主要表现,轻则受冻处有寒冷感和刺痛感,皮肤红肿硬结成斑块,自觉灼热麻木作痒,重则患处皮肤苍白、暗红、或紫色、疼痛,可有紫色血疱而化脓溃疡。

冻伤多发生在手足、耳廓、面颊等暴露部位,多呈对称性冻伤。

如全身性冻疮者则体温下降、四肢僵硬,甚者亡阳死亡。

冻伤分为四度冻伤。一度为红斑性冻伤,二度为水疱性冻伤,三度为腐烂性冻伤,四度为坏死性冻伤。

全身性冻伤则患者有寒战、疼痛性发冷,发绀,四肢软乏无力,麻木,僵硬,或知觉迟钝,头晕,昏昏欲睡,甚则意识模糊,视力下降,听力下降,呼吸浅快,脉搏细弱,知觉消失,昏迷,重则死亡。当及时抢救。

诊断冻伤要鉴别类丹毒,多形性红斑和坏疽期血栓闭塞性脉管炎。

1. 冻伤属寒凝血瘀证则冷痛青紫,当温经散寒,养血通脉,用当归四逆汤或桂枝加当归汤加减。

2. 冻伤属寒胜阳衰证则麻木厥冷,幻觉幻视,意识模糊,蜷卧嗜睡,呼吸微弱或神志不清,舌淡紫,苔白,脉微欲绝,当回阳救脱,散寒通脉,用四逆加人参汤或参附汤加味。

3. 冻伤属寒凝化热证则冻伤部坏死,疮面溃烂流脓,周围红肿色暗,疼痛加重,伴发热口干;舌红苔黄,脉数,当清热解毒,活血止痛,用四妙勇安汤加味。

4. 冻伤属气虚血瘀证则冻伤处久不收敛,疮周暗红漫肿,麻木,神疲体倦,气短懒言,面色不华,当益气养血,祛瘀通脉,用人参养荣汤或八珍汤合桂枝汤加减。

一二度冻伤用10%的胡椒酒精漫搽。或用红灵酒或生姜辣椒酊外擦。有水疱者用无菌注射器抽吸出疱液。

三四度冻伤用75%酒精或碘伏液处理。

严重冻伤要急救和复温,输入的液体必须加温到37℃。

西医治疗抗休克、抗感染,吸氧,纠正酸碱失衡和电解质紊乱。给予营养,改善血循环。三度以上冻伤要注射破伤风针,抗感染。肌肤冻坏者多采用暴露疗法,对坏死皮肤植皮,对坏疽截肢等。

第二节 烧 伤

烧伤红斑肿胀疼,水疱渗出焦痂生,
高热烦躁少无尿,呼吸浅快口渴饮,
神昏谵语面苍白,休克感染修复期,
3到7天吸收期,2到4周脱痂期,
一个月后恢复期。头面颈九百分计,
百分十八双上肢,躯干百分二十七,
四十六为臀腿计。一度烧伤红斑性,
二度烧伤水疱浅,三度烧伤焦痂性。
面积广深判严重,轻中重度特重性。
烧伤火毒伤津状,连解银花甘草汤。
烧伤阴伤阳脱证,生脉散加参附汤。
火毒内陷痉挛抽,犀角地黄清营汤。
烧伤气血两虚证,托里消毒八珍汤。
脾虚伤阴便秘胀,参苓白术益胃汤。

注

烧伤创面局部以红斑、肿胀、疼痛、水疱、渗出和焦痂为主要表现,严重者伴有高热、烦躁不安、呼吸浅快、口渴喜饮、少尿或无尿、甚则神昏谵语、面色苍白。

烧伤病程分为3个期:早期为休克期,中期为感染期,后期为修复期。

烧伤症状多发生在3个时期:1. 烧伤后3~7天为体液回吸收期。2. 烧伤后2~4周为焦痂自溶脱落期。3. 烧伤一个月后为恢复期(体虚者在此期防内陷)。

头面颈烧伤面积为9%,双上肢烧伤面积为18%,躯干烧伤面积为27%,臀和双下肢烧伤面积为46%。

一度烧伤叫红斑性烧伤。浅、深二度烧伤都叫水疱性烧伤。三度烧伤叫焦痂性烧伤。

临床以烧伤面积的广度和深度判定烧伤的轻重程度。轻度烧伤面积为9%,中度烧伤面积为10%~29%。或三度烧伤面积在10%(小儿为5%)。重度烧伤面积为49%或三度烧伤面积为10%~19%(小儿总面积16%~25%,或二度烧伤面积为6%~10%)。

特重烧伤总面积在50%以上,或三度烧伤面积在20%以上(小儿总面积在25%以上,或三度烧伤面积10%以上)。

1. 烧伤属火毒伤津证用黄连解毒汤,或银花甘草汤加减。
2. 烧伤属阴伤阳脱证用生脉散合参附汤加减。
3. 烧伤属火毒内陷证则痉挛抽搐,用犀角地黄汤,或清营汤加减。
4. 烧伤属气血两虚证用托里消毒散,或八珍汤加减。
5. 烧伤属脾虚伤阴证用参苓白术散合益胃汤。

第三节　毒蛇咬伤

蛇咬急性全身毒,海金银环神经毒,
烙竹蝰蝮血循毒,眼镜王蝮混合毒。
风毒火毒风火毒,疼痛发热肌肉腐,
蛇毒鸱张风火煽,火毒伤阴阴火毒,
耗血动血溶出血,火热肝风烦抽搐,
毒入心包闭脱证。血循心溶出血毒,
磷脂蛋白水解酶,透明质酸三磷甘,
局部症状痛麻肿,水疱黑坏溃疡烂。
蛇咬神经系受损,软乏出汗头晕闷,
牙紧言謇瞳孔大,吞难昏迷呼吸停,
呼吸麻痹血压降,脉象迟弱脉不整。
血毒血液系统损,肌肉酸痛出血症。
蛇咬混合毒寒热,软乏恶呕头痛晕,
肝火黄疸瞳孔小,脉迟心衰呼吸停。

注

蛇咬伤后毒液从伤口进入人体而引起急性全身性中毒性疾病。

我国约有219种蛇,毒蛇50余种。10种蛇最毒。神经毒为海蛇,金环蛇,银环蛇。血循毒为烙铁头蛇,竹叶青蛇、蝰蛇和尖吻蝮蛇。混合毒有眼镜蛇,眼镜王蛇和蝮蛇。

毒蛇咬伤为风毒、火毒、风火毒的临床表现:疼痛、发热,腐肌溶肉,蛇毒鸱张,风火相煽:
1. 火毒伤阴而阴虚毒盛。2. 火毒耗血动血而溶血、出血。3. 火热生风或毒入厥阴而诱动肝风则烦躁抽搐。4. 毒入厥阴心包则内闭外脱。

血循毒引起心脏毒,溶血毒素,出血毒素。

蛇毒有磷脂酶A,蛋白质水解酶,透明质酸酶,三磷酸腺苷酶。

诊断要注意蛇咬伤的时间、部位、有无宿因。

蛇咬伤中毒的局部症状为:伤口局部剧痛,麻木,肿胀,起水疱,重者伤口变黑坏死,溃烂成疡。

全身症状为神经毒症状:咬伤后1~6小时后,轻者有四肢无力,出汗,头晕,胸闷。重者牙关紧闭,语言謇涩,瞳孔散大,吞咽困难,昏迷,呼吸减弱或停止,呼吸肌麻痹,血压下降,脉象迟弱或脉律不整。

血循毒则出现血液系统受损,肌肉酸痛,皮下或内脏出血症(便血、衄血、吐血、尿血、血红蛋白尿)。

混合毒则兼有神经毒和血循毒,症见寒战或发热,软乏,恶心呕吐,头痛头晕,肝大黄疸,瞳孔缩小,脉迟,重者心衰,呼吸停止。

蛇咬伤的鉴别诊断和治疗

鉴别无毒蛇咬伤,蜈蚣咬伤蜂蛰伤。
蛇伤早期要结扎,肥皂清水冷洗伤。
扩创排毒用火罐,烧灼针刺封闭伤,
地米普鲁卡因封,局部口服药治伤。
蛇毒风毒麻木昏,活血驱风解毒汤:
归苓红芷丁蚕仙,七叶一枝半边防。
火毒胆泻五味消,风火五虎连解汤。
蛇毒内陷抽搐昏,高热紫暗清营汤。
蛇伤抗蛇毒血清,呼衰休克肾衰症。

注

诊断蛇咬伤要鉴别无毒蛇咬伤,蜈蚣咬伤和蜂蛰伤。

急救治疗:

①毒蛇咬伤早期结扎伤口上方超过一个关节处,②用肥皂水、清水或冷水冲洗伤口。③扩创排毒。④用火罐、烧灼、针刺等方法排毒。⑤用地塞米松5mg或氢化可的松50~100mg加普鲁卡因0.25%~0.5%对咬伤处环型封闭。⑥局部用药。⑦口服解毒药。

中医辨证治疗:

1. 蛇咬伤属风毒证者则见皮肤麻木,全身症状有头昏眼花,呼吸困难,四肢麻痹,眼睑下垂等风行数变的表现,当活血通络,祛风解毒,用活血祛风解毒汤加减(当归、川芎、红花、白芷、地丁、僵蚕、威灵仙、七叶一枝花、半边莲,防风)。

2. 蛇咬伤属火毒证则患处重痛,有水疱、血疱或瘀斑,局部组织坏死,伴全身症状有恶寒发热,烦躁口干,胸闷心悸,便秘尿赤,当泻火解毒,凉血活血,用龙胆泻肝汤合五味清毒饮加减。

3. 蛇咬伤属风火毒证则见火毒证兼风证(抽搐,高热神昏),当清热解毒,凉血熄风,用五虎追风散合黄连解毒汤。

4. 蛇毒内陷则抽搐神昏,高热,紫暗瘀色,当清营凉血解毒,用清营汤加减。

西药要尽早用抗蛇毒血清。抢救呼吸衰竭,中毒性休克和急性肾功能衰竭。

第四节 破 伤 风

破伤风抽强直挛,潜伏四到十四天,
短时一天数月年,头痛头晕多汗软,
烦躁下颌紧张酸,张口不便咀嚼软,
破伤并发肺不张,酸毒窒息和肺炎,
破伤轻度苦笑脸,牙关紧闭角弓反。
破伤中度收缩挛,重度呼吸肌痉挛,
破伤白胞中粒增,鉴别脓脑狂犬癫。
破伤风毒在表证,五虎追风合玉真。
风毒入里木萸散,防风全蝎胆南星,
天麻蚕蝉猪胆汁,桂雄朱砂蒺藜本。
阴虚邪留沙麦汤。西医防治并发症,
破伤风的抗毒素,控制接触痉挛症。

注

破伤风是指皮肤破伤,风毒乘虚侵入而引起的全身或局部肌肉强直性痉挛和阵发性抽搐为特征的急性疾病。西医学也叫破伤风。

破伤风杆菌从伤口侵入人体到发病,潜伏期一般为 4～14 天,短者 24 小时之内,长者数月或数年不等。

破伤风的临床表现为:头痛、头晕、多汗、乏力酸软、烦躁,下颌微感紧张酸胀,咀嚼无力,张口略感不便,或伤口干陷无脓,周围皮肤暗红,创口疼痛且创口有紧张牵制感。

破伤风的典型症状:肌肉强直痉挛,阵发性抽搐,并发肺炎、肺不张、酸中毒、窒息等。

破伤风的分度和预后:

1. 轻度只有紧张性收缩,如苦笑面容,牙关紧闭,角弓反张。

2. 中度为紧张性收缩和阵发性全身痉挛。

3. 重度为呼吸肌痉挛。

破伤风的实验室检查:脓液培养有破伤风杆菌生长,白细胞总数增高和中性粒细胞增高。

诊断破伤风要鉴别化脓性脑膜炎,狂犬病和癫痫。

破伤风的中医治疗:

1. 破伤风属风毒在表者则痉挛抽搐较轻,发作的间歇时间较长,当祛风镇痉,用五虎追风散合玉真散加减。

2. 破伤风属风毒入里证则痉挛抽搐,痰涎壅盛,腹胀便秘,当祛风止痉,清热解毒,用木萸散(木瓜,吴萸,防风,全蝎,胆南星,天麻,僵蚕,蝉蜕,猪胆汁,桂枝,雄黄,朱砂,白蒺藜,藁本)加减。

破伤风属阴虚邪留则见虚热表现,当益胃养津,疏通经络,用沙参麦冬汤加减。

西医治疗:1. 防治并发症。2. 用破伤风抗毒素。3. 控制解除痉挛等措施。

第五节　肠　痈

肠痈急性阑尾炎,克隆肠末憩室炎。
胃脘脐周最先痛,转右下腹痛拒按,
发热呕恶持续痛,初期三十八度鉴。
疼痛加重酿脓期,压痛反跳痛明显,
高热超过三十九,恶心腹泻大便干。
溃脓期则全腹痛,反跳压痛腹急挛,
高热三十九四十,便秘泻痢口燥干。
腹中慢性包块发,湿热黄疸瘘管变。
白细胞增中粒增,穿孔腹膜门脉炎。
鉴别右侧尿结石,胃十二肠溃疡穿,
卵巢滤泡黄体破,异位妊娠卵管炎。
卵巢囊肿扭转病,胃肠胆肺胸膜炎,
急性肠膜淋巴炎。肠痈通腑泄热选。
肠痈瘀滞痛拒按,大黄牡丹红藤煎。
湿热复方大柴胡,热毒黄牡透脓散。
特殊肠痈妊娠痛,异位肠痈幼老年。

注

肠痈是指发生在肠道的痈肿,属于内痈范畴。西医学的急性阑尾炎,克隆病,肠末端憩室炎等属肠痈范畴。

肠痈的范畴是:腹痛先起于胃脘或脐周,数小时后转移到右下腹,疼痛拒按,伴发热38℃,恶心呕吐,右下腹持续性疼痛拒按。

肠痈分为四期:初期、酿脓期、溃脓期和变证期。

1. 肠痈初期最先在上腹部和脐周疼痛,几小时后转至右下腹疼痛,疼痛呈持续性进行性加重。

2. 肠痈酿脓期:随病情发展,逐渐化脓,腹痛加重,压痛、反跳痛明显,局限性腹皮挛急,已有板状腹症状或右下腹触及包块,高热39℃以上,恶心呕吐,纳呆口渴,便秘或腹泻,舌红苔黄腻,脉弦数或滑数。

3. 肠痈溃脓期:腹痛扩展到全腹疼痛,反跳痛,板状腹明显,恶心呕吐,大便秘结或泻痢不爽;高热自汗,体温39℃~40℃,口干唇燥,舌质红或绛,舌苔黄糙,脉洪数或细数。

4. 肠痈变证期:肠痈可转变为①慢性肠痈;②腹部包块(炎性);③湿热黄疸(肝痈、门静脉炎,寒战高热,肝肿大,压痛,黄疸);④瘘管形成(内瘘或外瘘)。

5. 实验室检查白细胞计数和中性粒细胞增高,出现阑尾穿孔合并腹膜炎或门静脉炎时,白细胞总数可高达20×10^9/L(20000/L)以上。

肠痈的鉴别诊断:

肠痈要鉴别右侧输尿管结石,胃、十二指肠溃疡穿孔,妇女的卵巢滤泡破裂或黄体囊肿破裂,异位妊娠,急性输卵管炎和卵巢囊肿扭转;有时还要鉴别胃肠炎,胆囊炎,肺炎,胸膜炎,急性肠系膜淋巴结炎等疾病。

治疗:

六腑以通为用,通腑泻热是治疗肠痈的主要法则。要清热解毒,活血化瘀。

1. 肠痈属瘀滞证,则右下腹剧痛拒按,恶心食少,伴轻度发作,苔白腻,脉弦滑或弦紧,当行气活血,通腑泻热,用大黄牡丹汤合红藤煎加减。

2. 肠痈属湿热证则右下腹疼痛或全腹痛,反跳痛,腹皮挛急,壮热恶心呕吐,舌红苔黄腻,脉弦数或滑数,当通腑泻热,利湿解毒,用复方大柴胡汤加减。

3. 肠痈属热毒证则腹痛剧烈,全腹压痛,反跳痛,腹皮挛急,高热不退或恶寒发热,时时汗出,恶心呕吐,腹胀,舌红绛而干,苔黄厚干燥或黄糙,脉洪数或细数,当通腑排脓,养阴清热,用大黄牡丹汤合透脓散加减。

注意特殊类型肠痈的治疗:妊娠期急性肠痈,异位肠痈,小儿肠痈和老年肠痈的治疗。

第六节 胆 石 症

胆石阻塞胆道患,胆胀胁痛结胸疸,
油食后痛恶呕汗,胆道出血呕黑便。
腹胀泛酸厌油腻,黄疸发热和寒战。
鉴别蛔厥胃穿孔,鉴别肝痈乳腺炎。
胆石肝郁气滞患,大柴胡汤金铃散。
胆石肝胆湿热酿,大柴胡汤茵陈汤。
胆石肝胆脓毒证,黄连解毒茵陈汤。

肝肾阴虚一贯煎,军芒大蒜敷胆囊。

注

胆石症是湿热浊毒与胆汁互结成石,阻塞于胆道所引起的疾病,症见胆区胀痛,胁腹胀痛,急性发作者则胆绞痛,疼痛多在右胁下、胃脘或膻中,进食油腻食物、饱餐、脂餐后易诱发疼痛,痛引肩背,多为阵发性加重性疼痛、钝痛、绞痛、剧痛,常伴有恶心,呕吐,自汗,胆道出血,呕血,便血(黑便),腹胀,反酸,黄疸,发热和寒战,(为胆道结石染毒的表现)。

鉴别诊断:

诊断胆石病要鉴别蛔厥,胃穿孔,肝痛,乳腺炎等。

胆石病的治疗:

六腑以通为用,治疗胆石病要疏肝利胆,清热利湿,通里攻下,活血解毒。发作期以攻邪通降为主。

1. 胆石症属肝郁气滞证则胆区疼痛且胀,低热口苦,食减,脉弦数,当疏肝利胆,理气开郁,用大柴胡汤合金铃子散加减。

2. 胆石症属肝胆湿热证则胆区痛,胆囊肿大可触及,高热恶寒,口苦咽干,可有目黄;舌红苔黄腻,脉弦滑或弦数,要疏肝利胆,清热利湿,用大柴胡汤合茵陈蒿汤加减。

3. 胆石症属肝胆脓毒证则右上腹硬满灼痛,胆囊肿大拒按,黄疸日深,壮热不止,舌红苔黄燥,脉弦数。严重者四肢厥冷,脉微细而数,治当泄火解毒,养阴利胆,用黄连解毒汤合茵陈蒿汤加减。

4. 胆石症属肝阴不足证则胆区疼痛,遇热则加重,口干咽燥,心中烦热,头晕目眩,眼干涩,治当滋阴柔肝,养血通络,用一贯煎加减。

最简单的外治法是生大黄60g,芒硝30g研末,大蒜头1个,拌醋调糊,布包外敷胆囊区。

参考书籍

1. 成都中医药大学函授教材《中医外科学》1984年版
2. 全国高等中医药院校规划教材《中医外科学》(第五、六、七、八版)

定稿:全国高等中医药院校规划教材《中医外科学》(第九版)